KETOGENIC
ケトン食の本

奇跡の食事療法

丸山　博

中山　智博／岡崎　由有香／中蔦　弘行／竹浪　千景

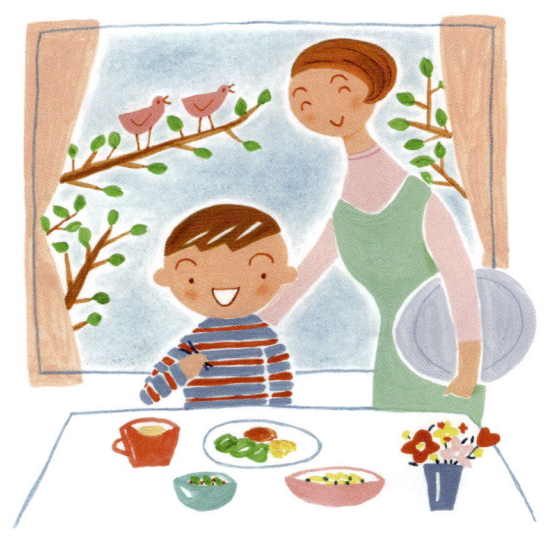

第一出版

関係者紹介

〈監修・執筆〉

丸山　博（まるやま　ひろし）（担当：はじめに）
医療法人社団わかば会松戸クリニック　院長
特定非営利活動法人小児慢性疾患療育会　理事長
ケトン食普及会　ケトン食指導医

〈執筆〉

中山智博（なかやまともひろ）（担当：ケトン食の解説）
茨城県立医療大学　小児科准教授
医療法人社団わかば会松戸クリニック　小児科
ケトン食普及会　ケトン食指導医

岡崎由有香（おかざきゆうか）（担当：ケトン食の実践，ケトン比 2.5：1 のケトン食献立，いろいろなケトン比のおやつ，資料①食品構成表，資料②ケトン食食品交換表）
ケトン食普及会　ケトン食指導管理栄養士

中蔦弘行（なかつたひろゆき）（担当：ケトン食療法を体験して，ケトン食の学校給食への応用，ケトン食に関する Q&A）
ケトン食普及会

竹浪千景（たけなみちかげ）（担当：ケトン食の調理，写真制作）
独立行政法人国立病院機構静岡てんかん・神経医療センター　栄養管理室
ケトン食プログラム担当　管理栄養士

〈協力〉

藤原建樹（ふじわらたてき）
独立行政法人国立病院機構静岡てんかん・神経医療センター　名誉院長
郡山女子大学　教授

今井克美（いまいかつみ）
独立行政法人国立病院機構静岡てんかん・神経医療センター　臨床研究部長
ケトン食プログラム担当　医師

はじめに
―ケトン食療法（高脂肪・低糖質食）の勧め―

　本書は1973年に『小児のけいれん治療のためのケトン食の手引き』として発行されました。第2版まで発行したのですが，著者の怠慢で絶版にしてしまいました。ケトン食療法の衰退期に入ってしまったことも影響しています。しかし最近になってまたケトン食療法への関心が高まり，何とかしなければならないと思っていましたところ，中蔦弘行さんというケトン食療法の伝道師が現れ，勧められて本書の発行となりました。中山智博医長という新進気鋭の医師が執筆をしてくれ，岡崎由有香管理栄養士という女神もケトン食の実行の体験を披露して参加してくれ，大部の献立を作ってくれました。静岡てんかん・神経医療センターの藤原建樹名誉院長，今井克美医長，同院栄養管理室の皆様のご協力を得て，おなじみの第一出版から再び上梓することが出来ました。

　脳はもっぱらグルコースをエネルギー源として活動を行っており，脂肪を利用することが出来ません。しかしグルコースが乏しくなると，ある時点で突然，脂肪の最終分解物であるケトン体を使って活動するようになります。この正確なメカニズムはわかっておりません。この代謝経路の変更が神経細胞の働きに影響し，種々の病気に良い影響をあたえることができます。特にてんかんの患者さん，Glut-1異常症の患者さんには，治療法として確固とした地位を保っています。その他にも隠れた多くの疾患に対しても有効であるかもしれませんし，またあるいは健康維持法の一つとして地位を獲得することもありえると思います。アトキンス療法はケトン食療法と近い関係にありますが，ケトン食療法ほど厳密ではありません。今後の研究がその作用の類似性や差異を明らかにしてくれると思います。

　今後，高脂肪食の効果を研究し，広めるにはまずケトン食療法を実行できる環境を作らねばなりません。本書はそのために書かれました。

　この出版にかかわられた皆様にお礼申し上げます。

2009年11月30日

丸　山　　博

目次 CONTENTS

はじめに ケトン食療法（高脂肪・低糖質食）の勧め

ケトン食の解説

1. ケトン食とは ……………………… 2
2. ケトン食を行うための予備知識 …… 3
    1. ケトン食の歴史　3
    2. ケトン食の作用機序　4
    3. ケトン食の適応疾患および適応年齢　6
3. ケトン食の実際 …………………… 6
    1. ケトン比　6
    2. ケトン食の始め方　6
    3. カロリー，栄養素について　6
    4. ケトン食を始めるにあたり注意すること　7
    5. ケトン食はどの程度食べるか　7
    6. ケトン食を家族が食べることについて　7
4. ケトン食中の注意点 ……………… 8
    1. ケトン食中に家ですること　8
    2. ケトン食中の抗てんかん剤の服用について　8
    3. ケトン食で不足がちになるビタミン類やカルシウムの補足について　9
    4. カロリー，栄養素について　9
    5. 感染症にかかった時にはどうするか　9
    6. ケトン食療法中の嘔吐　9
    7. ケトン食をあきらめなくてはいけない小児　10
    8. ケトン食をしてはいけない小児　10
5. ケトン食の効果判断，継続期間 …… 11
    1. ケトン食はいつまで続けるか　11
    2. ケトン食の効果があるかどうか判断するには　11
    3. ケトン食を中止したらどうなるか　11
    4. ケトン食の間歇療法はどうか　11

● ケトン食療法を体験して ……… 12

ケトン食の実践

1. ケトン食を始める際に準備するもの …………… 16
2. 献立を立てる際のポイント・調理の注意点 …… 18
3. ケトン食の献立例〈基本編〉 ………………… 19
4. 食形態別の献立例〈応用編〉 ………………… 21
    - ミキサー食の献立例　21
    - すりつぶし食の献立例　23
    - 普通食の献立例　24
    - 注入の場合　25
5. ケトン食食品交換表にない食品を使用したい場合と基本食品のグループ内での交換法 …… 26

ケトン比 2.5：1 の
ケトン食献立 付 いろいろなケトン比のおやつとケトン食の学校給食への応用

- ◆ 800 kcal/日の献立 ……………………………………… 30
- ◆ 1,000 kcal/日の献立 …………………………………… 32
- ◆ 1,300 kcal/日の献立 …………………………………… 34
- ◆ 1,600 kcal/日の献立 …………………………………… 36
- ◆ 1,800 kcal/日の献立 …………………………………… 38
- ◆ 2,000 kcak/日の献立 …………………………………… 40
- ◆ いろいろなケトン比のおやつ ………………………… 42
- ◆ ケトン食の学校給食への応用 ………………………… 48

ケトン食に関するQ&A
1. ケトン食実施前の質問 ……………………………… 54
2. ケトン食実施中の質問 ……………………………… 56
3. 栄養士への質問 ……………………………………… 59
4. てんかん患者以外からの質問 ……………………… 60

資　料
資料1 食品構成表 ………………………………………… 62
資料2 ケトン食食品交換表
　　　－五訂増補日本食品標準成分表による－ ………… 98

ケトン食
の
解説

1 ケトン食とは

　小児のてんかんを治療する手段は主に薬物療法です。今日では多くの優れた薬が作り出されており，ほとんどのてんかんは薬で発作を止めることが出来るようになりました。しかし，いろいろな薬を使ってもてんかんの止まらない場合や，またある種の特殊な症候群ではこの本の主題になっているケトン食が役に立つことになります。

　ケトン食がなぜてんかんに有効なのか，長年研究が続けられていますが，いまだはっきりしたことはわかっていません。しかし，発作型や原因疾患によらずに，ある程度効果が認められるという特徴があります。薬物療法がテーラーメイド治療とすれば，ケトン食は普遍的治療といえるのではないでしょうか。そういった意味でもっとたくさんの人に使われるべきではないかと思います。

　ケトン食の利点は，(1) 薬物ではないため薬物による副作用がないこと，(2) ぼんやりしている子がはっきりしたり，落ち着きのない子が静かになったりというような精神面の改善が認められることです。

　ケトン食の欠点は，(1) 食事の作り方・献立の立て方に工夫が必要であること，(2) 家族や友達と同じものが食べられないことです。また，食事療法とはいえ栄養学的には偏った食事であるため，ある種のサプリメントを必要とします。稀に副作用が現れることがあり，医学的な管理下で行うべき治療法です。また高脂肪食であるため嗜好により長期継続が困難である場合もあります。

　本書では **2** でケトン食の歴史および作用機序を簡単に説明します。その後，実際のケトン食のやり方，ケトン食中の注意点（抗てんかん剤，サプリメント等），ケトン食の効果判断，継続期間について解説いたします。そしてその後に実際のケトン食の献立・作り方を具体的に説明いたします。

　ケトン食の献立・作り方は，岡崎由有香先生の考案による新しい料理法です。従来と違いケトンフォーミュラを材料にしているため，献立のバリエーションが増えています。また，計算方法に特徴があり，作りやすくなっています。参考にしてください。このケトンフォーミュラは現時点では市販はされていません。主治医の了解，管理下で特殊ミルクとして手に入れることが出来ます。

2 ケトン食を行うための予備知識

1 ケトン食の歴史

　絶食は古くからてんかんの治療法として使われていました。その記載は聖書にも認められます。近代になり 20 世紀初頭に絶食がてんかんの治療法として有効であることが論文として記載されました。当初は長期絶食により腸管の脱毒素がなされて、てんかん頻度が減ると考えられておりました。その後この絶食による抗けいれん作用は、絶食の結果体内に生成されるケトン体によるものであろうと推測されるようになりました。そしてケトン体が体内に作られれば抗けいれん作用が出現するのではないかと考えられるようになりました。1921 年ワイルダーらが向ケトン，反ケトンという概念を提唱し，その結果ケトン体をたくさん体内に生成させる高脂肪・低糖質食（今日の古典的ケトン食）が開発されました。ケトン食はてんかんに対し有効であったためアメリカではたくさん使われるようになりましたが、1938 年に抗てんかん剤であるフェニトイン（商品名アレビアチン，ヒダントール）が開発されるに伴い、すたれていきました。しかし、1990 年代になって難治性てんかんに対する有効性がジョンズ・ホプキンス大学で再確認され、ケトン食が見直されるようになってきました。また最近（2003 年）、ケトン食の変法としてアトキンス食が難治性てんかんに対し有用であることが報告されました。アトキンス食はダイエット食として開発された食事療法食です。ケトン食同様高脂肪・低糖質食なのですが，カロリーやたんぱく質の制限は行わないのを特徴としています（ダイエット食としては高コレステロール血症になることはあるものの、従来の高炭水化物※注，低脂肪のダイエット食と比べ 3 カ月で体重減少が得られるそうです）。このアトキンス食にはケトン体の生成を促す作用があり、抗けいれん作用はそれによる効果と考えられます。さらに 2007 年にはアトキンス食を改良した改良アトキンス食（60% の脂肪，30% のたんぱく質，10% の炭水化物を含む，カロリー制限を行わない食事）でも難治性てんかんに対し治療効果があることが報告されました。このようにケトン食は古くからある治療法ですが、アトキンス食，さらには改良アトキンス食をバリエーションに加え，今後も臨床適応がされていくものと考えられます。

※注： 炭水化物，糖質について（p. 27 参照）
　　アトキンス食については，原著に従い炭水化物と記載しましたが，炭水化物≒糖質と考えてください。解説編では糖質，実践編では実際に作る時にわかりやすいように，炭水化物としてあります。

2　ケトン食の作用機序

　ケトン食の作用機序はいまだ不明です。ケトン体が必要であると考えられていました。しかし最近，ケトン体だけではなく，カロリー制限や，ケトン食により体に産生される多価不飽和脂肪酸により抗けいれん作用がもたらせることがわかってきました。

●ケトン体について●

　ケトン体というのは総称であってその内容は，アセト酢酸，ベータ・ハイドロキシ酪酸およびアセトンという3種の物質です。ケトン体はエネルギーを作る際に脂肪は多いが糖質が少ない場合に産生されます。
　つまり，脂質は向ケトン物質（K）とされます。反対に糖質は反ケトン物質（AK）です。例えば，中性脂肪は90％のKと10％のAKを含んでおり，たんぱく質は46％のKと58％のAKを含んでいます。糖質はでんぷん等も含め，すべてAKです。

$$（\text{Woodyatt の式}）\quad \frac{K}{AK} = \frac{0.9\,F + 0.46\,P}{C + 0.1\,F + 0.58\,P}$$

P：たんぱく質
F：脂肪
C：糖質

　これをWoodyattの式といいます。K：AK（ケトン比）が2：1より小さければケトン体は体内に出来ず，2：1より大きければケトン体が出来ます。

　このケトン体を動物に投与した場合，ベータ・ハイドロキシ酪酸以外は抗けいれん作用を短期的および長期的にもたらすことがわかっています。しかしケトン体によって神経細胞に直接的に抗けいれん作用がもたらせるという証拠はまだみつかっていません。最近になり，アセト酢酸とその代謝産物およびアセトンが，神経細胞にあるカリウム2Pチャンネルに影響を及ぼし，神経細胞の興奮性を抑えることがわかってきましたが，まだはっきりしたことはわかっておりません。
　ケトン食を始めることによりケトン体はすぐに出てきます。ケトン体の効果のみであるとすれば，初期から効果は最大になるはずです。しかし，ケトン食の効果は2週間ほど後に最大になることがわかっています。つまり，ケトン体のみではケトン食の効果は説明が出来ないのです。そこで注目されてきたのが，次に述べるカロリー制限，および多価不飽和脂肪酸による効果です。

●カロリー制限について●

　カロリー制限のみでも抗けいれん作用が得られます。カロリー制限により糖新生系を介したエネルギー産生が抑制され，また神経細胞のカリウムATPチャンネルが機能不全になり，その結果神経細胞の興奮が抑えられるのです。

●多価不飽和脂肪酸について●

ケトン食を始めると，ドコサヘキサエン酸（DHA）・アラキドン酸（AA）などの不飽和脂肪酸が上昇することがわかってきました。さらに血中の多価不飽和脂肪酸が増えるに従い，抗けいれん作用が強くなることもわかってきました。この作用は多価不飽和脂肪酸が直接的に電位依存性のナトリウムおよびカルシウムチャンネルなどを抑制すること，またケトン体と共に働くことにより，カリウム 2P チャンネルに影響を及ぼし神経細胞の興奮性を抑えることなどによると考えられます。

また神経伝達物質系についても，次のことが想定されるようになりました。

●ガンマ-アミノ酪酸●

ガンマ-アミノ酪酸（GABA）は神経細胞の活動を抑制する主要な神経伝達物質です。ケトン食とカロリー制限は GABA を作る働きを増強することがわかってきました。またベータ・ハイドロキシ酪酸とアセト酢酸は，神経細胞末端のシナプスで GABA を増やすこともわかってきました。これらのことにより神経細胞の活動が抑制され，けいれんになる閾値があがり，その結果により抗けいれん作用がもたらされると考えられます。

まとめますと，ケトン食（ケトン体を作りやすくする食事，カロリー制限）に体が順応することにより，ケトン体・多価不飽和脂肪酸・GABA が増え，これらの働きにより神経細胞の興奮が抑制され，抗けいれん作用がもたらされると考えられるのです。

その他にもケトン食の作用がわかってきています。（1）ミトコンドリアの活性を変化させ，脳を傷害する活性酸素を減らし，神経の機能を活性化し，神経を保護すること，（2）エネルギー産生を増強させること，（3）けいれんによる細胞のダメージに対し，シナプス伝達が損なわれなくなること，なども報告されています。

ケトン食の作用機序は現在徐々にわかってきている状態です。さらなる研究がされることと思われます。また，それと共にケトン食の効果を見る新しい方法がわかってくるでしょう。

3 ケトン食の適応疾患および適応年齢

　適応疾患は，従来は，(1) 2〜5歳の小児で脳波上全汎性棘徐波とミオクロニー発作を主体とする全般発作を呈する，(2) 抗てんかん剤で発作が完全に抑制できない，(3) 発作抑制により知的発達の見込みがある，を満足する例が最も良い対象となっておりました。しかし最近の調査では，複雑部分発作以外のすべての発作型・症候群で，年齢，性別，中心となるけいれんのタイプに関係なく効果が認められます。けいれんの頻度は概ね50％の患者さんで発作頻度が半分以下になり，中には発作の止まる方もいるということが，最近の最も信頼できる方法で行った調査からわかりました。

　年齢については，小児の方が有効とされていますが，成人例でも有効例が認められています。つまり，どの年齢のてんかんでも有効です。乳児はケトンフォーミュラを飲用することになりますが，味の問題があり適応は限られます。

3 ケトン食の実際

1 ケトン比

　ケトン食は，いわゆるケトン比※注が高くないといけません。しかし，ケトン比が高いものはすぐには食べにくいため，1：1ケトン食から始め，徐々にケトン比を上げ2.5：1から3：1にします。ケトン比は高いほど効果があるため，4：1で行う施設もあります。しかし，その場合は献立のバリエーションが少なくなります。ここではケトン食を長く続けることを考え，2.5：1ケトン食を中心に提示しています。

2 ケトン食の始め方

　ケトン食を始めるのに際し，以前は入院で絶食を行うことから始めていました。しかし近年では入院で絶食から始めるのと，自宅で絶食をしないで1：1から徐々にケトン比を上げるのとでは治療効果には差がないことがわかってきました。ここでは，自宅で開始するケトン食を考えています。

3 カロリー，栄養素について

　カロリーは年齢必要量の80％ほどに抑えます。しかし，たんぱく質は特に小児の場合成長に必須であるため，できる限り年齢相当の必要量を与えるようにします。

ケトン食の解説

4 ケトン食を始めるにあたり注意すること

　ケトン食は家族，そして近隣の人や学校職員などの協力が必要です。ケトン食では余分な糖質はケトン食の効果を消してしまいます。従って，市販の菓子，飴，果物，ジュース，牛乳，アイスクリームなどを与えることはいけません。また手の届く所にこれらを置くと，自分で勝手に食べてしまうことがあるので，注意してください。遊びに行く近所の家があれば，ケトン食の主旨をよく説明して子供にそのようなものを与えないように理解してもらっておく必要があります。ことに老人（祖父母を含む）は人によっては注意しないといけません。可哀そうだといって，これらの食べ物を与えることがあります。

　食事の時間は，聞きわけのない幼児では家族より先に食事をさせてください。これは他の家族の食べ物を食べてしまうと，ケトン食の効果が消えてしまうからです。小学校高学年以上，また知能の高い子は小学校低学年でも家族と同じ食卓で食事をしてもよいですが，他の食物に手を出さないように注意する必要があります。

　学校では先生とよく相談をしてください。給食で一緒に作ってもらうことが出来る場合もありますが，出来ない場合はケトン食の弁当をもたせることになります。この場合は，心がけておいしそうな色，形のものを作ってあげてください。

5 ケトン食はどの程度食べるか

　毎食全量食べることを心がけてください。偏食となると，ケトン食の効果が薄れることがあります。また，カロリー・栄養素が不足するため，成長に障害をきたすことがあります。

6 ケトン食を家族が食べることについて

　中年以上の成人がケトン食を食べると，動脈硬化が起こりやすくなりますから，食べない方がよいでしょう。ことに高血圧の人は食べてはいけません。子供や若い人では食べても差し支えはありません。

※注：　ケトン比，ケトン指数について
　K：AK をケトン比としています。実際に料理するときには，必ずしもケトン比通りには調理できません（例えば p.32 参照）。このためケトン比 2.5：1 のケトン食献立編以降では，実際の献立での K/AK をケトン指数として記載してあります。アメリカではケトン比という言葉はなく，すべてケトン指数（ketogenic index）と表現されます。

4 ケトン食中の注意点

　ケトン食の副作用としては，内分泌症状として，導入時の低血糖，高脂血症。消化器症状として，便秘，嘔吐。泌尿器症状として，尿路結石。その他栄養障害，発育障害などがあります。また，薬剤およびサプリメントについては少し注意が必要です。さらに，ケトン食が十分出来ているかを確認するためにしていただきたいことがあります。

1 ケトン食中に家ですること

　ケトン食の効果は，体の中に作り出されるケトン体が多くなったとき現れます。このケトン体は尿中にも現れてきます。尿中のケトン体がたくさんあるかどうかは，ケトスティック（市販されています）を用いて調べることが出来ます。ケトン食中には，この尿中のケトン体を1日1回（できれば毎日同じ時間に）調べてください。ケトン体が十分に出ていなければ，ケトン食が不適切である場合や，糖質を含むほかの食べ物を食べてしまった可能性があります。食事の献立の見直し，周りの状況の確認（自宅の手の届く範囲に余計なものがないか，他の人が余計なものを与えていないか等）をしてください。場合によっては栄養士や主治医との相談が必要です。

2 ケトン食中の抗てんかん剤の服用について

　ケトン食を行う場合，すでに多くのてんかんの薬を飲んでいる人が多いと思います。ケトン食を始めても薬を急に減らしたり，止めたりしないのが原則です。同じ量の薬を飲みながらケトン食を続けます。しかし，フェノバルビタール製剤（商品名フェノバール）はケトン食中には血中濃度を上昇させることがあるので，早期に薬を減らしていきます。また他の薬剤に関しても薬物相互作用があり血中濃度が変化しますので，調整を行います。主治医とよく相談をしてください。

　また，シロップや細粒は糖質を多く含む場合が多いので，錠剤がよいのですが，錠剤が飲めなければ，つぶせるものはつぶして飲ませます。また粉薬の場合，分包しやすくするために乳糖を混ぜる場合がありますが，これはしないようにする必要があります。主治医と必ず相談してください。

　ケトン食によって発作が消失したり，著しい改善があると，抗てんかん剤を少量減量するのですが，ケトン食を始めたためにはっきりしてきた頭がさらにハッキリし，ふらつくこともなくなり，眠気が取れ，とても元気になってくるのが普通です。しかし，薬の量が減っても，まったく服用しないでよいようになることは稀です。

3　ケトン食で不足がちになるビタミン類やカルシウムの補足について

　ケトン食では，ビタミンや鉄，カルシウムが不足するため，サプリメントとして補足することが必要な場合があります。市販のものは糖質を含んでいることがありますので，与えないでください。主治医から抗てんかん剤と共に処方してもらってください。

4　カロリー，栄養素について

　ケトン食を始めたとき設定したカロリー，栄養素量でずっと続けるわけではありません。ケトン食をきちんと食べているのに元気が出ない，力が入らないというときはカロリーが不足していることがあります。成長期にある場合はこまめに身長，体重をチェックしてください。あまり増えないときは，たんぱく質などの栄養素量が不足している場合があります。主治医および栄養士とよく相談しながら，カロリー，栄養素量を調整してください。ケトン食にすると身長の伸びが少なくなります。これは体が酸性に傾くためですが，あとで伸びてきますので心配しないでください。

5　感染症にかかった時にはどうするか

　胃腸炎等の感染症にかかって吐き気や嘔吐などで食べられなくなった時，あるいは肺炎などの重い病気になった時は，ケトン食を一時中止することになります。この場合は，いったん普通の食事に戻してしばらく様子を見て，始められると判断した時，再びケトン食を1：1から始めることになります。ケトン食中断中も栄養バランスのとれた食事にし，偏食癖，満腹癖をつけないように心がけてください。

6　ケトン食療法中の嘔吐

　胃腸炎などの感染症にかかっていなくとも，ケトン食のケトン比をだんだん上げていくと，吐くことがあります。次の3段階に分けて順々に対策をとってみてください。
　まず静かに寝かせて氷の一片を舐めさせてください。これで吐き気がこないようなら，ケトン食を続けて差し支えありません。
　これで吐き気がおさまらないときは，ケトン食を与えるのを止めて全糖オレンジジュースか5〜10％の砂糖水を，はじめは20〜30 mlから様子を見ながら少しずつ増やして与えてください。この場合は，ケトン食は一時中止になります。体の調子が良くなってからまた始めることになります。
　どうしても水分を受けつけず，ぐったりしてうとうとするようならこれは危険なしるしです。このようなことはめったにあることではありませんが，このようなときには静脈注射や点滴が必要で，ときには入院することが必要になります。主治医に連絡してください。

7　ケトン食をあきらめなくてはいけない小児

　ケトン食を始めてけいれんが減るという効果が得られても，ケトン食を断念しなくてはいけない場合があります。それは，食物を拒否して食べず，体重が限度を超えて減ってしまった時です。ケトン食は高脂肪食であるため，嗜好により十分な量を食べることが出来ないことがあるのです。この場合はいくら効果があっても，栄養が不足し成長に障害をきたすため，ケトン食をあきらめなくてはいけません。

8　ケトン食をしてはいけない小児

　ごく稀にケトン食をすると病気の出る子があります。先天性脂肪酸代謝障害，カルニチン関連の代謝異常症，ポルフィリア，一部のミトコンドリア脳筋症およびケトン性低血糖症などです。ケトン性低血糖症の場合は，絶食やケトン食によっててんかん発作が増え，意識が失われます。その他の症状としては顔色が蒼白になり，冷や汗をかき，手足や頭が細かく震え，吐き気が起こります。砂糖水を与えるとすぐに良くなります。ケトン性低血糖症ではケトン食は出来ません。幸いにとても数の少ない病気です。

5 ケトン食の効果判断，継続期間

1 ケトン食はいつまで続けるか

ケトン食が少しでも有効なら少なくとも6カ月はケトン食を続けた方がよいでしょう。出来れば2年間を一応の目標にしたいものです。

2 ケトン食の効果があるかどうか判断するには

前述したように概ね50％の患者さんで発作頻度が半分以下に減りますが，てんかん発作は残るかもしれません。しかし，ぼんやりしている子がはっきりしたり，落ち着きのない子が静かになったりというような精神面の改善が認められれば，効果が得られたと考えてください。3カ月以上経過し，尿中ケトンがたくさんあっても効果が認められないときは，ケトン食の効果はなかったと考えてください。この場合は他の治療に変更することになります。

3 ケトン食を中止したらどうなるか

ケトン食の効果は中止後も1～2カ月は続きます。従ってケトン食を中止したときは薬物療法を中止したときと異なり，いきなり大きな発作を誘発することはありません。しかし，てんかん発作の回数は数週間から数カ月の間に次第に増えてきます。ケトン食を中止しててんかん発作が起こらない場合も，治ってしまったと判断してはいけません。十分注意して観察していなければならないし，脳波検査を繰り返して悪化していないことを確かめておかねばなりません。

4 ケトン食の間歇療法はどうか

ケトン食の効果が少し後まで残るとすれば，ケトン食と普通食を一定期間ずつ交互に行うことも考えられます。この間歇療法は，私たちは大変良い方法だと思っております。ただし，てんかんとしては比較的弱いてんかんの人が対象になるでしょう。まだ多くの患者さんに試みていないのですが，2カ月ケトン食にして1カ月普通食にするのがよいと思っています。

（中山智博）

ケトン食療法を体験して

　平成11年4月に生まれた次男は，生後10カ月で歩き始め，1歳で長男を名前で呼ぶなど比較的成長の早い子供でした。そんな次男に異変が生じたのは1歳2カ月になった頃でした。突然うなずくような仕草をしたり，斜め方向に歩き出したり……。

　病院へ行き，入院後の精密検査の結果，医師から「WEST症候群」という聞き慣れない病名を告げられ，その病気の重大さを認識する間もなく，入退院が繰り返されました。ビタミンB_6の大量投与，様々な抗てんかん剤の併用，ACTHによるホルモン療法等の治療が試みられましたが，いつしか「うなずき」から「崩れ落ちる」かたちに変わった発作をコントロールすることはできませんでした。

　「パパ，ママ」という言葉が消え，目の焦点が合わなくなり，歩けなくなり……。知的レベルの低下は明らかでした。「崩れ落ちる」発作はいつ，どこで起こるかわかりません。ヘッドギアと顎のプロテクターを装着させても一時も目を離すことができず，もし目を離せば大怪我，大やけど等救急車のお世話になることが日常的になってきました。

　なぜ，私の子供が……。諦めることもできず，てんかんの治療法を図書館で探していた妻が「ケトン食療法」という治療法の存在を見つけたのは，次男が4歳を過ぎた，平成15年春頃でした。主治医は，ケトン食療法の難しさをご存じで積極的には勧めませんでしたが，幸運にもケトン食を知り，一緒に取り組んでくれる栄養士に出会うことができ，平成15年8月，ケトン比1：1からケトン食を開始しました。ケトン比を2：1，3：1へと上げていくと，食事は脂っこく，量は少なくなり，結果的に，次男の唯一の楽しみであった「食べる楽しみ」を奪ってしまうこととなってしまいましたが，発作をコントロールするための最後の切り札と思い，次男の好きな食材をなるべく使うように工夫して，出来る限り長く続けようと妻と励まし合いました。

　幸い次男はご飯，パン等の炭水化物よりもウィンナーやチーズ等のたんぱく質を好む子供だったのでケトン食への移行はスムーズに行われました。しかし，ケトン食ではスナック菓子やチョコレート等のおやつ類は禁物ですし，大好物だったラーメン等の麺類も食べられません。そのような中で妻と麺類だけは何とかしようと知恵を絞りました。中華料理のたまご麺にヒントを得て，たまご20g，ケトンフォーミュラ5g，生クリーム5gをよく混ぜて薄焼き卵を作り，細く切ることで「ケトン麺」を考案しました。スープに入れればラーメン風に，肉や野菜と炒めソース味にすれば焼きそば風に，ケチャップ味にすればスパゲティー風にという具合に麺料理らしきものが作れました。また，スーパーで偶然に「豆腐そうめん」という食材を見つけ，夏限定でしたがそうめんのような食感を楽しめました。

　その一方でケトンフォーミュラの調理方法にも苦労しました。通常はお湯に溶かして飲みますが，脂ぎったミルクで独特の臭いがあるため飲ませるのに一苦労でした。そん

なときに主治医から「アメリカではケトン食用のクッキーを販売しているところがあるそうですよ。」という話（いまだに本当の話なのか不明ですが……）を聞き，妻がケトンフォーミュラを小麦粉代わりに使ったクッキーを焼くことに成功しました。ケトンフォーミュラ，生クリーム，たまごの調合バランスを変え，味付けを工夫することで，クッキー以外にもパンケーキ，パン，ピザ生地等を作ることができます。それらの献立について調合割合付きで，ここに少しご紹介します。

献立名	使用する食材
ケトンクッキー	ケトンフォーミュラ 20 g，生クリーム 5 g，たまご 5 g，シュガーカット 1 g，バニラエッセンス少々
ケトンパンケーキ	ケトンフォーミュラ 20 g，生クリーム 15 g，たまご 15 g，シュガーカット 1 g，バニラエッセンス少々
ケトンパン	ケトンフォーミュラ 20 g，生クリーム 10 g，たまご 10 g，シュガーカット 1 g，バニラエッセンス少々
ケトンお好み焼き	ケトンフォーミュラ 20 g，生クリーム 15 g，たまご 15 g，干しエビ・鰹節・青のり少々
ケトンピザ生地	ケトンフォーミュラ 20 g，生クリーム 15 g，たまご 15 g，コンソメ少々

　単にお湯に溶かすのではなく，このような方法でケトンフォーミュラを調理することで，脂質の基本食材であるケトンフォーミュラと生クリームをたくさん使うことができますので，ケトン食で最も苦労する「脂質の調理方法」の問題についても解決することが出来ました。まさに一石二鳥です。

　また，これらのケトンフォーミュラを使った献立は創意工夫することで，ケーキやハンバーガーにもアレンジでき，誕生日会や遠足のときに友達と同じようなメニューを楽しむことが出来ます。といっても想像しにくいでしょうから，少し説明を加えますと，パンケーキ 2 枚とホイップした生クリーム，いちごを使えば「ショートケーキ」が作れますし，ピザ生地 2 枚でハンバーグ，トマトやレタスを挟みマヨネーズで味付けすれば「ハンバーガー」が作れます。

　このようにケトン食の献立作りには苦労しましたが，その甲斐があって徐々に治療効果を実感できるようになってきました。ケトン比が 2.5：1 に落ち着いた平成 15 年 12 月には発作の回数が減り始め，その 4 カ月後の平成 16 年春頃には昼間の発作がなくなりました。その結果，家族皆でケトン食のお弁当を持って，ユニバーサルスタジオジャパンや東京ディズニーリゾート等のテーマパークへ出かけることが出来るようになりました。

　平成 16 年 11 月には就寝時の発作もなくなり，日常生活ではヘッドギアを着けなくてもよくなりました。発作の減少と共に知的レベルも徐々に上がり，トイレも促せば自分で行けるようになりました。徐々に目の焦点が定まり，自分で絵本を見たり，テレビを楽しんだりするようにもなりました。

平成17年4月には脳波検査の結果に改善が認められ，その頃からシャボン玉や積み木に興味を持ち始め，集中して一つの事に取り組むことが出来るようになってきました。
　平成18年4月，養護学校に入学しましたが，栄養士の協力で毎日給食としてケトン食を作ってもらうことができ，給食を含めた学校生活を同級生と楽しみ，言葉や歌を覚え始め，日常生活の中で意思の疎通を楽しめるようになり将来への期待が膨らんでいきました。

　ケトン食療法を約3年6カ月続けた平成19年1月，残念ながら次男は不慮の事故でこの世を去ってしまい，我が家のケトン食療法は終わってしまいました。しかし，ケトン食療法という治療法は，私達に将来への夢を取り戻させてくれ，次男とのかけがえのない楽しい思い出を与えてくれました。
　ケトン食療法は，難治性てんかんに苦しむ患者に将来への希望を取り戻させてくれる可能性を持つ治療法であると思いますが，抗てんかん剤による薬物療法に比べて手間がかかる上に，発作を抑えるメカニズムが完全に解明されていない面もあり，医師は積極的には勧めません。また，脂質中心の脂っぽい食事なので献立作りや調理が大変で，親の負担が重いなどネガティブなイメージが先行して，あまり普及していません。
　しかし，私は，ケトン食療法の奇跡を体験した者として，皆さんがもし難治性てんかんに苦しみ，将来への夢を失いかけているのであれば，一度ケトン食療法を試してほしいと思います。ケトン食療法は目立った副作用はありませんし，効果が出ない場合や馴染めない場合にはすぐに止めることも出来ます。外科的手術のように後戻りできない治療法ではありません。
　この本を読んでケトン食療法の効果に興味を持っていただけた方には，専門医の指導・監督のもとで，専門の栄養士の指導に従い，一度ケトン食療法にトライしていただきたいと思います。

（中鶯弘行）

ケトン食の実践

従来のケトン食は，量が少ない上見た目も味も悪く，本人はもちろん，見守っている保護者も我慢と苦痛を強いられる内容のものでした。実際，エネルギー量・たんぱく質量を制限し，高脂肪・低糖質を基本とするケトン食の献立内容は，油が浮いたスープや多量のマヨネーズを使ったサラダ，バターや生クリームをそのまま皿に盛ったものなど，続けていくのには栄養面でも問題の多いものでした。

　しかしこのたび，従来のケトン食のイメージを払拭し，見た目や味が良く本人や保護者に負担の少ないケトン食を開発しました。このケトン食は，たんぱく質量・水分量の制限は必要ありません。まず，本人の年齢や性別・日常活動量から「日本人の食事摂取基準」に準じた栄養目標量を設定します。エネルギー量は最初やや低めに設定し，様子を見て徐々に目標量に近づけます。そして，1日にどの食品をどのくらい摂取すればよいかの食品構成表 (p.62 資料1) を作成し，それをもとにケトン食食品交換表 (p.98 資料2) を使って様々な食品に交換しながら献立を立てます。

　では，実際の調理に必要なものや献立を立てる際のポイントを確認しながらケトン食を実践してみましょう。

1　ケトン食を始める際に準備するもの

- 日本食品標準成分表［五訂増補版］（ケトン食食品交換表に記載していない食品を使いたい時に使用します）
- キッチンスケール（1gまで計量できるデジタル式のものが望ましいです）
- 尿中のケトン体量を測る試験紙＝ケトスティック（薬局で購入出来ます）
- 明治乳業「ケトンフォーミュラ」（主治医から特殊ミルク事務局に登録してもらい，医療機関に送ってもらって入手出来ます）

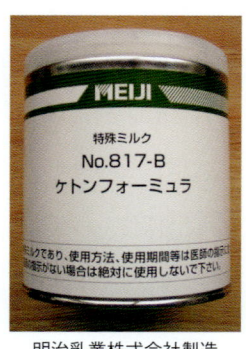

明治乳業株式会社製造
ケトンフォーミュラ

●ケトンフォーミュラ100g中の栄養成分

エネルギー	741 kcal	ビタミンB_6	0.3 mg	カルシウム	350 mg
たんぱく質	15.0 g	ビタミンB_{12}	4 μg	マグネシウム	36 mg
脂質	71.8 g	ビタミンC	50 mg	ナトリウム	165 mg
糖質	8.8 g	ビタミンD	12.5 μg	カリウム	470 mg
灰分	2.4 g	ビタミンE	6 mgα-TE	リン	240 mg
水分	2.0 g	ビタミンK	30 μg	塩素	320 mg
ビタミンA	600 μgRE	パントテン酸	2 mg	鉄	6 mg
ビタミンB_1	0.6 mg	ナイアシン	6 mg	銅	350 μg
ビタミンB_2	0.9 mg	葉酸	0.2 mg	亜鉛	2.6 mg

◆ケトンフォーミュラはケトン食用に開発されたもので,ケトン比が 3:1 になるように調整されています。また食物中の長鎖脂肪酸と異なり,多量のケトン体を作り出す中鎖脂肪酸(MCT)が主要成分となっているため,効率良くケトン体を作ることが出来ます。

◆ケトンフォーミュラを使用することで栄養素量は充足されやすく,献立の幅も拡がります。

◆ケトンフォーミュラを小麦粉のように料理に使用することが出来ます。ホットケーキやドーナツ生地,またお好み焼きや麺の生地,グラタンのホワイトソースなどに応用します。

◆ケトンフォーミュラを飲用する場合,ぬるめのお湯で溶かして,ココアやきな粉などを加えると風味が変わり,飲みやすくなります。

◆基本はケトンフーミュラ 14 g に対してお湯 100 ml の割合です。水分制限はないので,お好みでお湯の量を増減出来ます。

◆衛生上,開缶後は 1 カ月以内に使い切るようにします。

※必ず主治医や栄養士に相談の上,使用してください。治療用特殊ミルクのため,誤った使用方法で使用しますと,かえって症状を悪化させる恐れがあります。

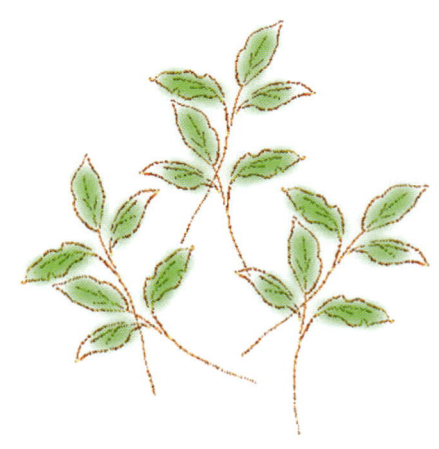

2　献立を立てる際のポイント・調理の注意点

　基本は，1日の栄養目標量と食品構成表を設定し，さらに朝・昼・夕・おやつそれぞれの食品構成表を作成，ケトン食食品交換表を使って様々な食品に交換しながら嗜好に沿った献立を立てます。

〔主な留意事項〕
・食品はすべて計量します。
・栄養素の添加されたケトンフォーミュラ（明治乳業）を調理に使用し，栄養素量を充足させます。
・水分補給は糖分の入っていないお茶やストレートティ・コーヒーなどを飲用します。
・調理に使用する水分量は制限せず，適宜使用出来ます。
・砂糖は使用出来ません。代わりにシュガーカット（浅田飴本舗）やマービー（H＋Bライフサイエンス）などの低エネルギー甘味料を使用します。
・塩，和風だし，コンソメ，中華だし，しょうゆ，酒，酢，こしょうや七味唐辛子などの香辛料，粉チーズ，ゼラチン，ごま，きな粉，バニラエッセンスなどはケトン比にあまり影響がないため計算に入れずに使用出来ます。
・穀類やいも類，れんこんや枝豆，コーンなどのでんぷん質のもの，ソースやケチャップなど甘味の強い調味料などは糖分が多いので，あまり使用出来ません。
・ケトン比のバランスが崩れるので基本的に食事は残さず，全量摂取します。ただし，食欲のない時など全量摂取が難しい場合は様子を見て無理に食べさせません。

●年齢・性別ごとのエネルギー量の目安

（身体活動レベルⅡの場合）

性別	男性		女性	
年齢 （歳）	基準体重 （kg）	エネルギー （kcal/日）	基準体重 （kg）	エネルギー （kcal/日）
1～2	11.7	1,000	11.0	900
3～5	16.2	1,300	16.2	1,250
6～7	22.0	1,550	22.0	1,450
8～9	27.5	1,800	27.2	1,700
10～11	35.5	2,250	34.5	2,000
12～14	48.0	2,500	46.0	2,250
15～17	58.4	2,750	50.6	2,250
18～29	63.0	2,650	50.6	1,950

※日本人の食事摂取基準（2010年版）参照。表示の基準体重から算出されたエネルギー量です。個人個人に見合った目標体重，身体活動レベルに応じてエネルギー量を設定してください。

ケトン食の実践

3 ケトン食の献立例〈基本編〉

では実際に【1,300 kcal/日　ケトン比 2.5:1】の場合を例に，食品構成表からケトン食食品交換表を使って献立を立ててみましょう。

●昼食の食品構成表　　(p.91 資料1参照)

基本の食品	数量（g）	エネルギー（kcal）
ケトンフォーミュラ	30	222
生クリーム（植物性）	30	118
植物油	5	46
木綿豆腐	20	14
あじ	20	24
たまご	20	30
キャベツ	20	5
シュガーカット	2	3
合計		462

この食品構成表から写真のような料理が出来ます。手順は次の通りですので，確認してみましょう。

①何を作るか 献立名 を決めます。
②それぞれに入れる食材料を決めます。
③食品構成表の基本の食品の数量を確認し，ケトン食食品交換表を使って様々な食品に交換します。

チキングラタン

材料
- 鶏肉……………………20 g（←あじ 20 g を交換）
- ケトンフォーミュラ……15 g ┐
- 生クリーム………………20 g │
- マヨネーズ………………7 g（←植物油 5 g を交換）├ ホワイトソース
- 粉チーズ…………………少々 │
- コンソメ…………………少々 ┘
- 青のり……………………少々

作り方
①鶏肉は一口大に切る。耐熱皿に入れてラップをし，レンジに 30 秒間かける。
②ホワイトソースの材料を混ぜ合わせて①も混ぜ込み，アルミカップに入れて 190℃ で約 10 分間焼く。上から青のりを散らす。

きゅうりとハムの酢のもの

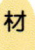

材料
- きゅうり…………………20 g（←キャベツ 10 g を交換）
- ハム………………………8 g（←たまご 10 g を交換）
- ごま油……………………2 g（←生クリーム 5 g を交換）
- 酢，ごま，しょうゆ……少々

作り方
①きゅうりとハムをせん切りにする。
②調味料を混ぜ合わせて①と和える。

19

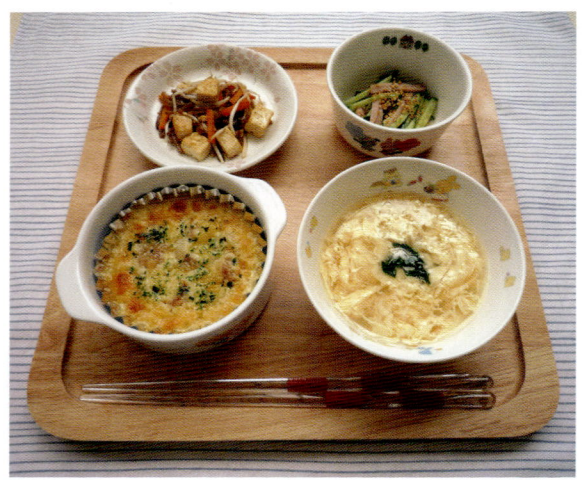

豆腐チャンプルー

材料
- 豆腐……………………………20g
- にんじん………………………5g（←キャベツ10gを交換）
- もやし…………………………10g（←シュガーカット1gを交換）
- こんにゃく……………………15g（←シュガーカット1gを交換）
- ごま油…………………………2g（←生クリーム5gを交換）
- 塩，こしょう，しょうゆ………少々

作り方
① 豆腐とにんじん，こんにゃくは一口大に切る。
② 熱したフライパンに，ごま油を加えて①ともやしを入れて炒める。塩，こしょう，しょうゆで味をととのえる。

たまごスープ

材料
- たまご……………10g ┐ 卵液
- 生クリーム………25g（←ケトンフォーミュラ15gを交換）┘
- ねぎ………………少々
- コンソメ，塩………少々

作り方
① たまごと生クリームを混ぜ合わせ，卵液を作っておく。
② 小鍋に水とコンソメを入れて火にかけ，沸騰したら火を弱めて①を流し入れる。
③ 塩で味をととのえ，ねぎを散らす。

4　食形態別の献立例〈応用編〉

同じエネルギー目標量でも，個人個人に合った食形態があります。
ここでは【1,000 kcal/日　ケトン比2：1】の場合を例に，各食形態別に献立を立ててみましょう。

●夕食の食品構成表　(p.77 資料1 参照)

基本の食品	数量（g）	エネルギー（kcal）
ケトンフォーミュラ	15	111
生クリーム（植物性）	20	78
植物油	5	46
牛肉（脂身付）	40	73
たまご	20	30
キャベツ	40	9
シュガーカット	2	3
合計		350

ミキサー食の献立例

茶碗蒸しのえびあんかけ

材料
- たまご……………………20 g
- えび………………………20 g（←牛肉20 gを交換）
- みつば……………………少々
- だし汁……………………適量
- しょうゆ，みりん，塩………少々

作り方
① だし汁にしょうゆ，みりん，塩少々を加え，あら熱がとれたら溶いたたまごと合わせる。
② えびはだし汁で煮て，そのだし汁少々とミキサーにかけておく。
③ 器に①を入れて蒸気の上がった蒸し器に入れ，約20分間蒸す。
④ ③に②のえびあんをかけ，みつばを飾る。

ポパイソテー

材料
- ほうれん草………25 g（←キャベツ20 gを交換）
- 焼き豚……………15 g（←牛肉20 gを交換）
- マーガリン………10 g（←油5 gを交換＋たんぱく質食品交換時の油量不足分）
- 中華だし…………少々

作り方
① 材料は食べやすい大きさに切る。
② フライパンを熱し，マーガリンを落として①を入れ，炒める。
③ 中華だしで味をととのえ，皿に取り出す。だし汁少々とミキサーにかける。

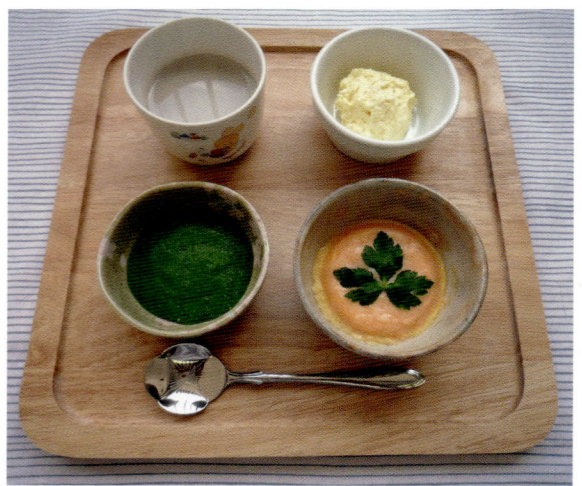

オレンジクリーム

材料
オレンジ……………10g（←キャベツ20gを交換）
生クリーム……………30g（←生クリーム20g＋ケトンフォーミュラ5gを交換）
シュガーカット………1g

作り方
①オレンジ，生クリーム，シュガーカットをミキサーに入れ，全体にもったりとするまで泡立てる。

コーヒーミルク

材料
ケトンフォーミュラ…………10g
シュガーカット……………1g
インスタントコーヒー………少々

作り方
①コップに材料をすべて入れておく。
②小鍋で湯を沸かし，火を止めて5分間程おいたぬるま湯を①に注ぎ，よく混ぜ合わせる。

※とろみ剤の使用について※

　食形態がミキサー食の方の多くは，とろみ剤を使用しています。とろみ剤には糖質が多く含まれており，ケトン食では際限なく使用することが出来ません。ただし，1日1本（3g程度）までは使用出来るよう，食品構成表に幅をもたせるようにしましょう。
　献立内容も工夫することで，とろみ剤の使用量を抑えることが出来ます。
　出来上がりはとろみ剤をあまり使用しないように，ゼリー状やヨーグルト状の形態になるように調整します。水分補給のお茶は，ゼラチン少々でお茶ゼリーにするとムセにくく，飲み込みやすくなります。フルーツやパンケーキなどはホイップクリームを添えて，からめながら食べるとよいでしょう。

ケトン食の実践

すりつぶし食の献立例

※すりつぶし食とは，食材料が粒の状態を残したまま，噛みやすく飲み込みやすい形態のこと。

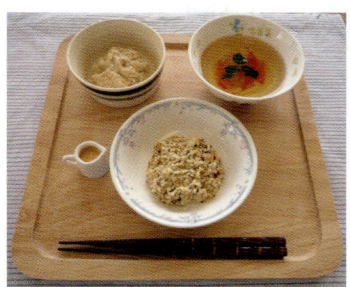

すりつぶす器具は，離乳食用の
ミニすり鉢やフードクッカーを
使用します。

お好み焼き

材料
- ケトンフォーミュラ……15g
- たまご……………………10g
- 生クリーム………………10g
- だし汁……………………適量
- キャベツ…………………20g
- 豚肉………………………8g（←たまご10gを交換）
- 油…………………………4g（←生クリーム10gを交換）
- とんかつソース…………3g（←シュガーカット2gを交換）｝ソース
- マヨネーズ………………7g（←油5gを交換）

作り方
①ケトンフォーミュラ，たまご，生クリーム，だし汁を混ぜ合わせて生地をつくる。
②豚肉は一口大に切って炒め，キャベツはせん切りにする。
③①に②を混ぜ込み，熱したフライパンに油を入れて生地を丸く落とし，焼く。
④色良く両面焼けたら皿に移し，だし汁を加えながらすりつぶす。
⑤程良くまとまり，しっとりとした状態になったら器に盛り，ソースをかける。

さばの煮付け

材料
- さば………………………………………30g（←牛肉30gを交換）
- だし汁……………………………………適量
- しょうが，しょうゆ，酒，みりん……少々
- 豆腐………………………………………25g（←牛肉10gを交換）

作り方
①鍋にだし汁，しょうが，しょうゆ，酒，みりん少々を煮立て，さばを入れて煮る。
②15分間程煮たら取り出し，豆腐と煮汁を混ぜてすりつぶす。

※魚や肉などパサついた食材のものは，豆腐やたまごなどを混ぜてすりつぶし，適度な粘りをつけると食べやすくなります。

だいこんとにんじんのすまし汁

材料
- だいこん……………10g（←キャベツ10gを交換）
- にんじん……………5g（←キャベツ10gを交換）
- ねぎ…………………少々
- だし汁………………適量
- しょうゆ，塩………少々

作り方
①だいこんとにんじんは短冊切りにする。
②鍋にだし汁を煮立て，①を入れてくたくたに煮る。しょうゆと塩で味をととのえる。

普通食の献立例

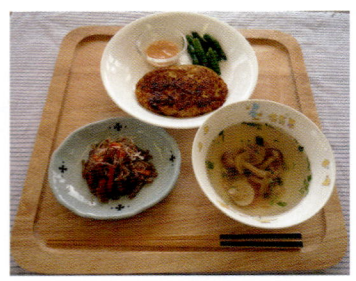

豆腐ハンバーグ

材料
- 豆腐·················50g（←牛肉20gを交換）
- 合挽ミンチ肉··········25g（←牛肉20gを交換）
- ケトンフォーミュラ······5g
- たまご···············10g
- 生クリーム············10g
- 塩，こしょう··········少々
- 油···················2g（←生クリーム5gを交換）
- ケチャップ············3g（←シュガーカット2gを交換）｝ソース
- マヨネーズ············7g（←油5gを交換）
- ●付合せ
  - いんげんのソテー
    - いんげん··········10g（←キャベツ10gを交換）
    - 塩，こしょう······少々
    - マーガリン········5g（←ケトンフォーミュラ5gを交換）

作り方
① 豆腐はキッチンペーパーで軽く水気をとり，小ボールに入れて，ミンチ肉，ケトンフォーミュラ，たまご，生クリーム，塩，こしょうも加えてよく混ぜ合わせる。
② 熱したフライパンに油を入れ，丸く整えた①を置き，ふたをして弱火で両面色良く焼く。
③ 皿に移し，ケチャップとマヨネーズを混ぜ合わせたソースを作り，上にかける。
④ 付け合せのソテーは，いんげんをマーガリンで炒めて塩，こしょうで味をととのえる。

にんじんとこんにゃくのおかか炒め

材料
- こんにゃく············25g（←キャベツ10gを交換）
- にんじん··············5g（←キャベツ10gを交換）
- ごま油················2g（←生クリーム5gを交換）
- だし汁···············適量
- しょうゆ，かつお節·····少々

作り方
① こんにゃくとにんじんはせん切りにする。
② 熱したフライパンにごま油を入れて①を炒め，だし汁少々としょうゆを混ぜ込んだかつお節を加えてさっと炒め合わせる。

きのことウインナーのスープ

材料
- しめじ················10g（←キャベツ10gを交換）
- ウインナー·············8g（←たまご10gを交換）
- ねぎ··················少々
- コンソメスープ········適量
- 塩···················少々

作り方
① しめじは小房に分け，ウインナーは小さく切る。
② 鍋にコンソメスープを煮立て，①を入れて煮る。塩で味をととのえ，ねぎを散らす。

ケトン食の実践

注入の場合

ケトン食を注入で実施する場合は，ケトンフォーミュラをお湯で溶かしてミルク状にし，エンシュアなどの経腸栄養剤やシュガーカットを加えてケトン比を調整します。

例えば【800 kcal/日】の場合，各ケトン比での分量は以下の通りです。

＜ケトン比　1：1＞

	エンシュア	ケトンフォーミュラ
朝　食	100 g	23 g＋湯 200 ml
昼　食	100 g	23 g＋湯 200 ml
夕　食	100 g	23 g＋湯 200 ml
合　計	エネルギー 811 kcal　たんぱく質 20.9 g　脂質 60.0 g　炭水化物 47.2 g	

＜ケトン比　2：1＞

	エンシュア	ケトンフォーミュラ
朝　食	30 g	34 g＋湯 300 ml
昼　食	30 g	34 g＋湯 300 ml
夕　食	30 g	34 g＋湯 300 ml
合　計	エネルギー 846 kcal　たんぱく質 18.4 g　脂質 76.3 g　炭水化物 21.3 g	

または

	シュガーカット	牛乳	ケトンフォーミュラ
朝　食	7 g	30 g	33 g＋湯 300 ml
昼　食	7 g	30 g	33 g＋湯 300 ml
夕　食	7 g	30 g	33 g＋湯 300 ml
合　計	エネルギー 823 kcal　たんぱく質 17.9 g　脂質 74.5 g　炭水化物 20.4 g		

＜ケトン比　2.5：1＞

	シュガーカット	ケトンフォーミュラ
朝　食	4 g	35 g＋湯 300 ml
昼　食	4 g	35 g＋湯 300 ml
夕　食	4 g	35 g＋湯 300 ml
合　計	エネルギー 795 kcal　たんぱく質 15.7 g　脂質 75.4 g　炭水化物 13.4 g	

　　※湯の量は目安です。お好みで増減してください。
　　　また，油分が多いため注入中に流れにくくなった場合は，適宜湯の量を足してください。

5　ケトン食食品交換表にない食品を使用したい場合と基本食品のグループ内での交換法

　例えば，キャベツ20g分をモロヘイヤに交換したい場合，交換表にはモロヘイヤが載っていません。そのような場合は，日本食品標準成分表［五訂増補版］を使って食品の栄養価を調べ，主成分が基本食品と同じ分量になるように計算します。

> キャベツ　　　100gの栄養価　➡　23kcal　　たんぱく質1.3g　　脂質0.2g　　炭水化物5.2g
> モロヘイヤ　　100gの栄養価　➡　38kcal　　たんぱく質4.8g　　脂質0.5g　　炭水化物6.3g
> 　　　　　　　　　　　　　　　　　　　　　　　　　　　　（炭水化物→糖質と考えます）※注
>
> キャベツ　　　20gの栄養価　➡　5kcal　　たんぱく質0.3g　　脂質0.0g　　糖質1.0g

　キャベツは，主成分が「糖質」の食品ですから，モロヘイヤが何gで糖質1.0gになるかを計算します。
　モロヘイヤは100gで糖質6.3gですから，15gで糖質0.95gになります。
　つまり，モロヘイヤは15gでキャベツの糖質とほぼ同じ分量になりますので，キャベツ20g
⬅➡　モロヘイヤ15gの交換が出来ます。
　また基本食品は，

> 主成分が脂質の食品　　　➡　ケトンフォーミュラ，生クリーム（植物性），植物油
> 主成分がたんぱく質の食品　➡　プロセスチーズ，木綿豆腐，あじ，牛肉（脂身付），たまご
> 主成分が糖質の食品　　　➡　キャベツ，みそ，ごはん，りんご，シュガーカット

の3グループに分かれています。同じグループ内ならどの食品にも交換出来るので，例えばケトンフォーミュラをマーガリンやフレンチドレッシングに交換することも出来ます。
　では，交換表を使って順序立てて見てみましょう。

> ケトンフォーミュラ　5g ➡ 生クリーム（植物性）8g
> 生クリーム（植物性）8g ➡ マーガリン5gまたはフレンチドレッシング8g

　つまり，ケトンフォーミュラ5gは，マーガリン5gやフレンチドレッシング8gにも交換出来ます。同じように，キャベツも野菜や果物だけでなく，調味料類や牛乳などに交換することが出来ます。

> キャベツ20g ➡ みそ4g ｜
> みそ4g ➡ ケチャップ4g ｜　➡ つまり，キャベツ20g ⇔ ケチャップ4g
>
> キャベツ20g ➡ シュガーカット3g ｜
> シュガーカット3g ➡ みそ4g ｜　➡ つまり，キャベツ20g ⇔ トマトピュレ10g
> みそ4g ➡ トマトピュレ10g ｜
>
> キャベツ20g ➡ ごはん3g ｜
> ごはん3g ➡ 牛乳15g ｜　➡ つまり，キャベツ20g ⇔ 牛乳15g

たんぱく質の食品交換の際には，油（脂）の量にも注意します。

たんぱく質性の食品は，その食品によって脂分の多いものと少ないものとに分かれています。例えば，あじをさんまに交換する場合とたらに交換する場合を見てみましょう。

> あじ 20 g　➡　さんま 20 g　　油の量　−4 g

　さんまは，あじに比べて脂の多い魚のため，使用する油の量を 4 g 分減らせるということです。"油"をいかにおいしく摂るか，ということがポイントになるケトン食では，脂分の多い食品を上手く摂り入れることも重要です。

> あじ 20 g　➡　たら 20 g　　油の量　＋1 g

　今度は，あじに比べて脂の少ない白身魚のため，使用する油の量を 1 g 足さなければいけません。ただ，それ程きちんと計量しなくても炒める油を少し多めに入れたり，ポタージュスープに入れる生クリームを少し足す，というような感覚でよいのです。

（岡崎由有香）

※注：
炭水化物＝糖質＋食物繊維で，厳密にいえばケトン食の糖質は，炭水化物−食物繊維で算出されますが，五訂増補日本食品標準成分表では，炭水化物は総量で表示されていますので，炭水化物 ≒ 糖質とします。ただし，食物繊維が極端に多いものは食物繊維の分量を差し引いて用います（とろみ剤や食物繊維強化食品など）。

ケトン比 2.5：1 の ケトン食献立

〔付〕
- いろいろなケトン比のおやつ
- ケトン食の学校給食への応用

800 kcal／日　ケトン比　2.5：1

	献立名	材料	数量	作り方
朝食	スクランブルエッグ	たまご 生クリーム 塩，こしょう マーガリン	30 g 5 g 少々 3 g	◆スクランブルエッグ ①たまごと生クリームを混ぜ合わせ，塩，こしょうを少々加える。 ②熱したフライパンにマーガリンを落として①を入れ，菜ばしで軽く混ぜながら半熟状に仕上げる。
	ほうれんそうのごまマヨサラダ	ほうれんそう ごま，しょうゆ マヨネーズ	20 g 少々 5 g	
	ココアミルク	ケトンフォーミュラ シュガーカット ピュアココア	5 g 1 g 少々	 161 kcal　ケトン指数 2.46
昼食	鯛と豆腐のさっぱり蒸し	鯛 絹ごし豆腐 塩，こしょう，酒 ごま油 さっぱりだれ…… 　しょうゆ，みりん，酢	30 g 25 g 少々 3 g 少々	◆鯛と豆腐のさっぱり蒸し ①ホイルを舟形にして，中に一口大に切った鯛と絹ごし豆腐を入れて塩，こしょう，酒，ごま油をまわしかけ，ふたを閉じる。 ②蒸気の上がった蒸し器に入れ，約15分間蒸す。 ③だし汁にしょうゆ，みりん，酢少々を加えてたれを作り，食べる直前の②にかける。
	菜種和え	きゅうり たまご 生クリーム 塩，こしょう ごま油 しょうゆ	20 g 10 g 15 g 少々 2 g 少々	◆菜種和え ①たまご，生クリーム，塩，こしょうを混ぜ合わせてフライパンで熱し，炒り卵を作る。 ②輪切りにしたきゅうりと①を合わせて，ごま油，しょうゆで和える。
	小松菜のポタージュ	小松菜 生クリーム コンソメ，塩	15 g 30 g 少々	 315 kcal　ケトン指数 2.41
夕食	えびグラタン	えび ホワイトソース…… 　ケトンフォーミュラ 　生クリーム 　マヨネーズ 　コンソメ，塩 　粉チーズ，青のり	15 g 10 g 10 g 10 g 少々 少々	◆えびグラタン ①えびを耐熱皿に入れ，ラップをしてレンジで20秒間程温める。 ②ホワイトソースの材料を混ぜ合わせ，①も加えてひと混ぜし，グラタン皿に入れる。 ③②に粉チーズをふりかけ，190℃で約10分間焼く。お好みで青のりをふる。
	なすときのこのソテー	なす しめじ ベーコン 塩，こしょう マーガリン	20 g 20 g 8 g 少々 7 g	
	コンソメスープ	かまぼこ ねぎ コンソメ，塩	7 g 少々 少々	 285 kcal　ケトン指数 2.43
おやつ	レモンアイス	レモン果汁 生クリーム シュガーカット	2 g 25 g 3 g	①材料をすべてミキサーに入れ，よく混ぜ合わせる。 ②器に流し込み，冷凍庫に入れる。 ③30分間程して，固まりかけたら一度全体をさっくりと混ぜて，再度冷凍庫で冷やし固める。 103 kcal　ケトン指数 2.42

ケトン比 2.5：1 のケトン食献立

朝食 スクランブルエッグ
ほうれんそうのごまマヨサラダ
ココアミルク

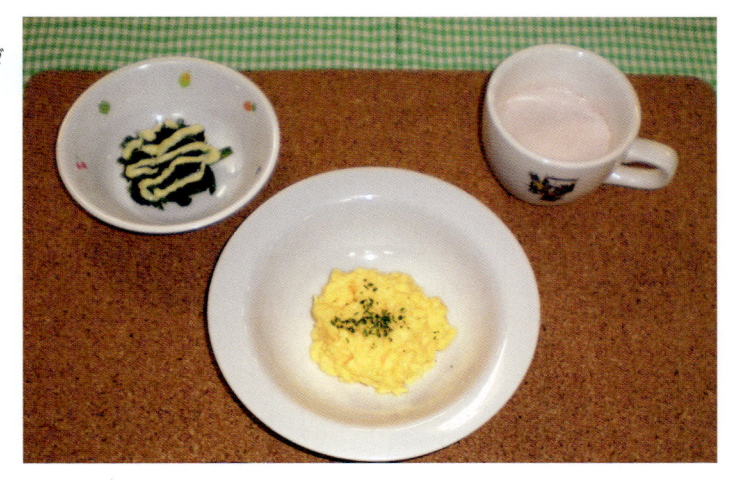

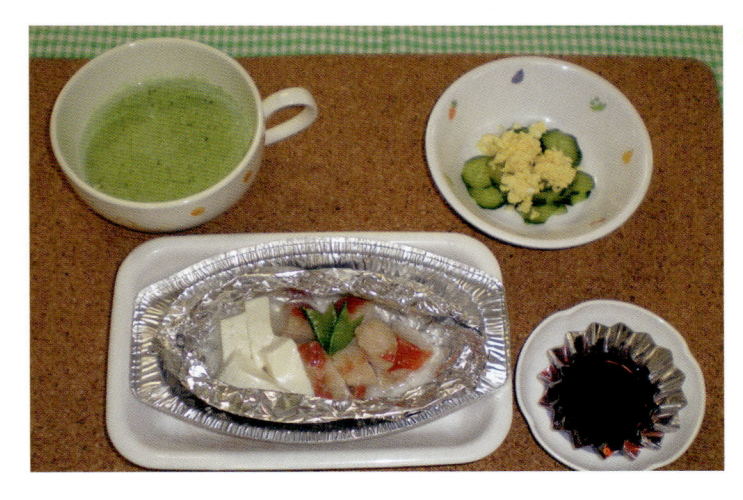

昼食 鯛と豆腐のさっぱり蒸し
菜種和え
小松菜のポタージュ

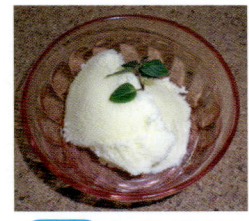

おやつ レモンアイス

夕食 えびグラタン
なすときのこのソテー
コンソメスープ

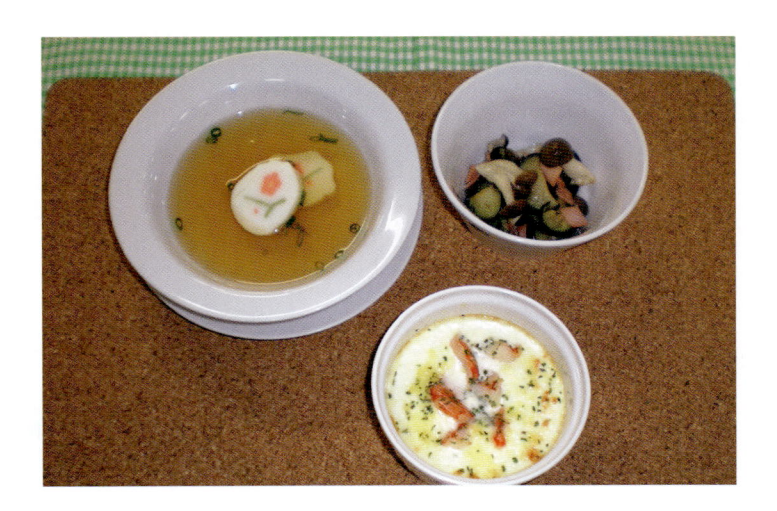

1,000 kcal／日　ケトン比　2.5：1

	献立名	材 料	数量	作り方
朝食	ウインナー入りパンケーキ	ケトンフォーミュラ 生クリーム たまご ウインナー 塩，こしょう マーガリン	10 g 10 g 10 g 10 g 少々 3 g	◆ウインナー入りパンケーキ ①ケトンフォーミュラ，生クリーム，たまごを混ぜ合わせ，一口大に切ったウインナーと塩，こしょうも加える。 ②熱したフライパンにマーガリンを落として①を入れ，生地がぷつぷつと泡立ってきたら裏返して，ふんわりと色付くまで焼く。
	トマトクリームスープ	トマト 生クリーム パセリ コンソメ，塩	40 g 20 g 少々 少々	
				265 kcal　ケトン指数 2.48
昼食	まーぼー豆腐	木綿豆腐 豚ミンチ肉 玉ねぎ ケトンフォーミュラ 生クリーム 中華だし，しょうゆ，ねぎ ごま油	40 g 20 g 5 g 10 g 10 g 少々 5 g	◆まーぼー豆腐 ①豆腐は一口大に，玉ねぎはみじん切りにしておく。 ②熱したフライパンにごま油を入れ，豚ミンチを炒めて肉の色が変わったら①も加えてさらに炒める。 ③豆腐がキツネ色に色付いたら，中華だし，しょうゆを加えて味をととのえ，最後にねぎ少々を混ぜ込んで火を止める。
	こんにゃくとしめじのピリ辛炒め	こんにゃく しめじ 唐辛子，しょうゆ かつお節 ごま油	30 g 10 g 少々 少々 3 g	◆こんにゃくとしめじのピリ辛炒め ①こんにゃく，しめじは一口大に切る。 ②熱したフライパンに，ごま油と小さく切った唐辛子を入れ，①も加えて炒め合わせる。 ③しょうゆ少々で味をととのえて器に盛り，上にかつお節をのせる。
	中華風卵スープ	卵液…… 　たまご 　生クリーム ねぎ 中華だし，塩	 20 g 15 g 少々 少々	
				354 kcal　ケトン指数 2.43
夕食	かに入りオムレツ	たまご 生クリーム かに缶 塩，こしょう，ねぎ マーガリン レタス	20 g 40 g 20 g 少々 6 g 10 g	◆かに入りオムレツ ①マーガリン以外の材料を混ぜ合わせておく。 ②熱したフライパンにマーガリンを落として①を入れ，オムレツの形に整えながら両面焼く。 ◆レタスと豆腐のサラダ ①水気をきったレタスの上に，サイコロ状の豆腐を散らす。 ②マヨネーズを上から線状にかける。
	レタスと豆腐のサラダ	レタス 木綿豆腐 マヨネーズ	20 g 20 g 10 g	
	小松菜とベーコンのスープ	小松菜 ベーコン コンソメ，塩	35 g 8 g 少々	
				365 kcal　ケトン指数 2.57
おやつ	コーヒーゼリー	コーヒー ゼラチン シュガーカット ホイップクリーム…… 　生クリーム 　シュガーカット	60 ml 1 g 1 g 25 g 1 g	①濃いめのコーヒーを入れ，ゼラチンを加え混ぜてレンジにかけ，完全に溶かす。 ②あら熱がとれたら冷蔵庫で40分間程冷やし固める。 ③ミキサーに生クリームとシュガーカットを入れてホイップクリームを作り，絞り袋に入れて②を飾りつける。 ※ホイップクリームは何回か分を一度に作って一回分ずつ冷凍しておくと便利です。
				106 kcal　ケトン指数 2.32

ケトン比 2.5：1 のケトン食献立

朝食 ウインナー入りパンケーキ
トマトクリームスープ

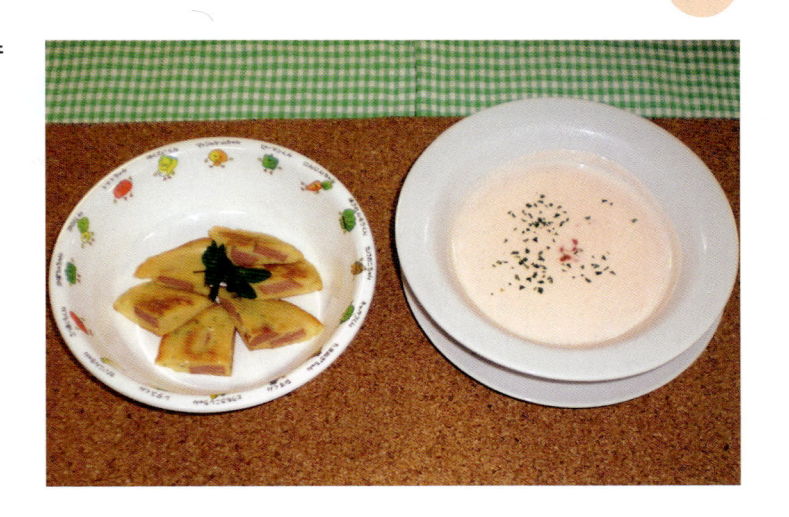

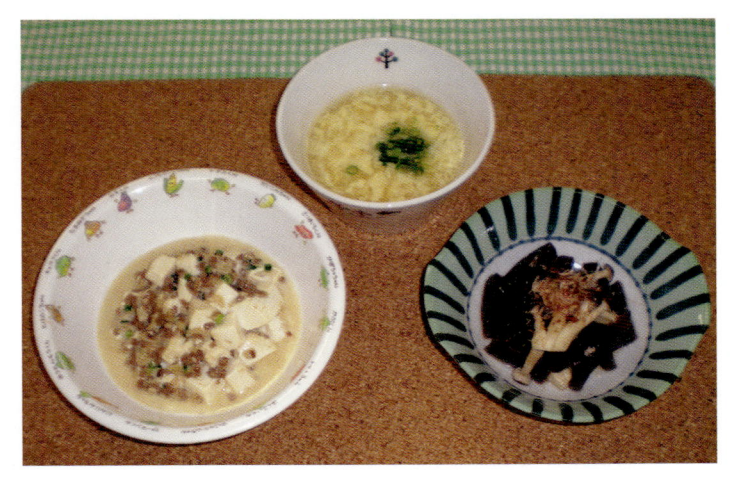

昼食 まーぼー豆腐
こんにゃくとしめじのピリ辛炒め
中華風卵スープ

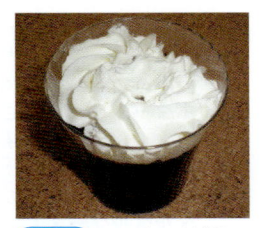

おやつ コーヒーゼリー

夕食 かに入りオムレツ
レタスと豆腐のサラダ
小松菜とベーコンのスープ

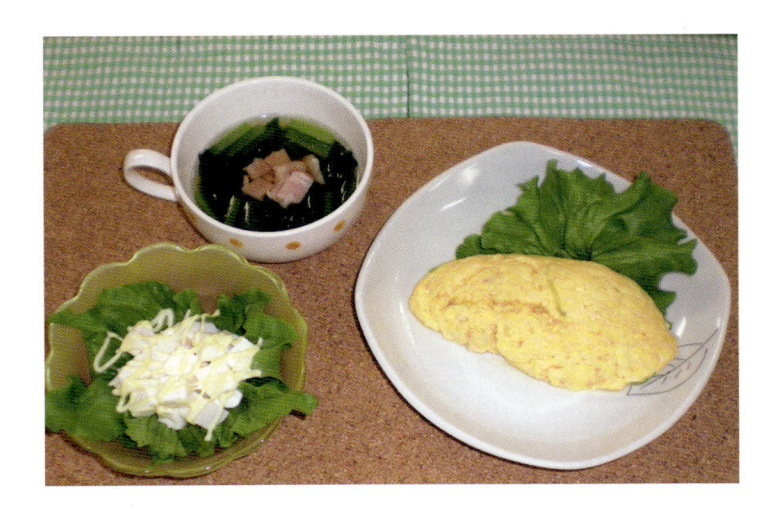

1,300 kcal／日　ケトン比　2.5：1

	献立名	材　料	数量	作り方
朝食	豆腐とベーコンのキッシュ	木綿豆腐 ベーコン 生地…… 　たまご 　ケトンフォーミュラ 　生クリーム 　コンソメ, 塩, こしょう 粉チーズ	30 g 15 g 20 g 8 g 15 g 少々 少々	◆豆腐とベーコンのキッシュ ①たまご, ケトンフォーミュラ, 生クリームを混ぜ合わせ, コンソメ, 塩, こしょう少々を加えて生地を作る。 ②一口大に切った豆腐とベーコンを①に混ぜ合わせ, 耐熱皿に入れて粉チーズをふり, 180℃で約10分間焼く。
朝食	トマトとしそのサラダ	トマト しその葉 塩, こしょう, 粉チーズ オリーブ油	30 g 少々 少々 2 g	◆ミルクティー ①ケトンフォーミュラをコップに入れ, 少し冷ました紅茶でよく溶かし, レンジで再度温める。 ②生クリームとシュガーカットも混ぜ合わせる。
朝食	ミルクティー	ケトンフォーミュラ 紅茶（ストレート） 生クリーム シュガーカット	10 g 適量 10 g 1 g	

369 kcal　ケトン指数 2.46

	献立名	材　料	数量	作り方
昼食	シーフードピザ	生地…… 　ケトンフォーミュラ 　生クリーム 　たまご ツナ缶 えび 玉ねぎ 粉チーズ ルッコラ マヨネーズ ケチャップ サラダ油	 20 g 10 g 20 g 10 g 10 g 10 g 少々 少々 5 g 3 g 2 g	◆シーフードピザ ①ケトンフォーミュラ, 生クリーム, たまごを混ぜ合わせて生地を作り, 油を塗ったオーブンシートに四角くのばす。180℃で約5分間焼く。 ②生地を取り出し, ケチャップとマヨネーズを混ぜ合わせたものを塗ってツナやえびをのせ, 粉チーズをふってさらに180℃で約8分間焼く。出来上がりに, ルッコラを散らす。 ◆豆腐のポタージュ ①豆腐をコンソメスープで煮る。 ②生クリームを①に加え, 塩で味をととのえる。ひと煮たちしたら火を止め, ミキサーにかける。
昼食	豆腐のポタージュ	木綿豆腐 生クリーム コンソメ, 塩 パセリ	20 g 30 g 少々 少々	

447 kcal　ケトン指数 2.50

	献立名	材　料	数量	作り方
夕食	あじのムニエル・タルタルソース	あじ ケトンフォーミュラ 塩, こしょう マーガリン タルタルソース…… 　ゆでたまご 　マヨネーズ	40 g 5 g 少々 7 g 10 g 7 g	◆あじのムニエル・タルタルソース ①ペーパータオルであじの水気をとり, 塩, こしょうをふってケトンフォーミュラをまぶす。 ②熱したフライパンにマーガリンを落とし, ①を入れて, 両面色良く焼く。 ③細かく刻んだゆでたまごとマヨネーズを混ぜてソースを作り, ②にかける。
夕食	和風サラダ	白菜 きゅうり 酢, しょうゆ, ごま ごま油	20 g 20 g 少々 3 g	◆ごまドーナツ ①材料をすべて混ぜ合わせてドーナツ生地を作る。 ②生地を棒状にして端と端をつなぎ合わせ, ドーナツ形にする。 ③低めの温度で時々裏返しながら, こんがりと揚げる。
夕食	ごまドーナツ	ケトンフォーミュラ 生クリーム たまご シュガーカット ごま 揚げ油	20 g 10 g 10 g 2 g 少々 適量	

460 kcal　ケトン指数 2.47

	献立名	材　料	数量	作り方
おやつ	いちごミルクゼリー	いちご 生クリーム シュガーカット ゼラチン	5 g 25 g 2 g 1 g	①ゼラチンを水少々でふやかし, レンジで温めて完全に溶かす。 ②いちご, 生クリーム, ①をミキサーに入れ, 程よく混ざったら器に流し入れ, 冷蔵庫で40分間程冷やし固める。

106 kcal　ケトン指数 2.33

ケトン比 2.5：1 のケトン食献立

朝食 豆腐とベーコンのキッシュ
トマトとしそのサラダ
ミルクティー

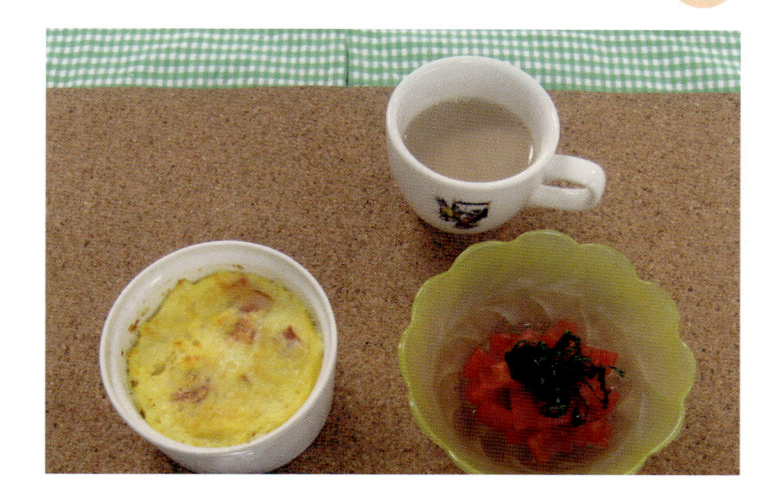

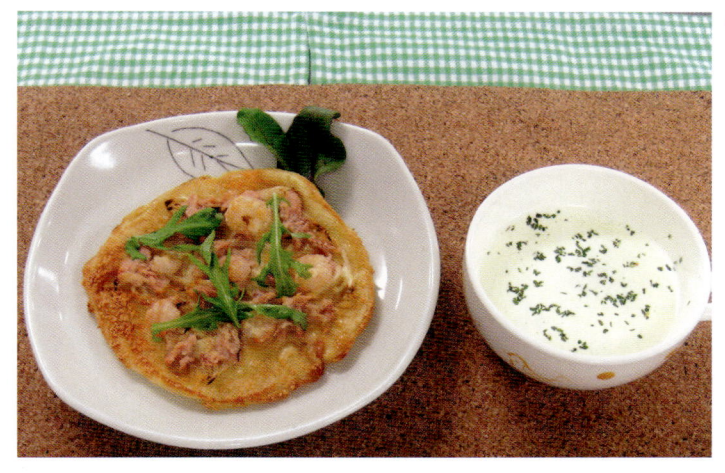

昼食 シーフードピザ
豆腐のポタージュ

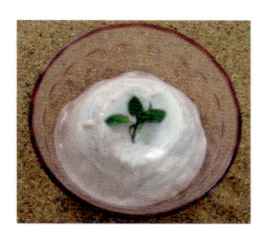

おやつ いちごミルクゼリー

夕食 あじのムニエル・タルタルソース
和風サラダ
ごまドーナツ

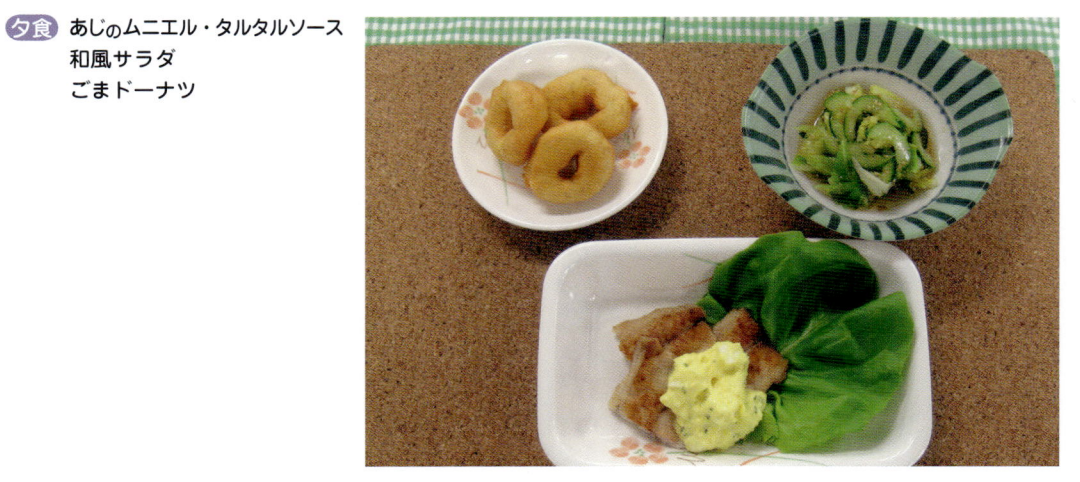

1,600 kcal／日　ケトン比　2.5：1

	献立名	材料	数量	作り方
朝食	巣ごもり卵	うずらのたまご ほうれん草 塩, こしょう, しょうゆ	30 g 20 g 少々	◆巣ごもり卵 ①アルミケースに, ゆでて水気を絞ったほうれん草を入れ, 真ん中にうずらのたまごを割り入れる。 ②上から塩, こしょうをふりかけ, オーブントースターで5分間程焼く。しょうゆ少々をかけていただく。
朝食	トマトとチーズのマリネ	トマト チーズ 塩, こしょう, 酢 オリーブ油	30 g 10 g 少々 3 g	◆トマトとチーズのマリネ ①トマトとチーズは, さいの目状に切る。 ②オリーブ油と塩, こしょう, 酢で和える。
朝食	きのこのクリーム煮	しめじ ベーコン 生クリーム コンソメ, 塩	20 g 15 g 50 g 少々	**387 kcal　ケトン指数 2.47**
昼食	和風お焼き	生地…… 　ケトンフォーミュラ 　生クリーム 　たまご 　ねぎ 　しょうゆ, みりん 　サラダ油	 20 g 20 g 15 g 少々 少々 5 g	◆和風お焼き ①調味料以外の材料をすべて混ぜ合わせて生地を作る。 ②熱したフライパンに油を入れ, 生地を3つに分けて入れ, 両面色良く焼く。 ③しょうゆとみりんを混ぜ合わせたものを, 生地の両面にハケで塗り, さっと焼き上げる。
昼食	すき焼き	牛肉 白菜 板こんにゃく 木綿豆腐 だし汁 しょうゆ, みりん サラダ油	30 g 30 g 20 g 50 g 適量 少々 5 g	◆すき焼き ①熱したフライパンに油を入れて肉を炒める。肉の色が変わったら, 一口大に切った白菜, 板こんにゃく, 豆腐も加えて炒める。 ②①にだし汁としょうゆ, みりん少々を入れて煮る。
昼食	もやしのスープ	もやし みつば 中華だし・塩 ごま油	20 g 少々 少々 3 g	**468 kcal　ケトン指数 2.36**
夕食	きつねうどん	うどん…… 　ケトンフォーミュラ 　生クリーム 　たまご 　にんじん 　油揚げ 　ねぎ 　だし汁 　しょうゆ, みりん	 20 g 40 g 15 g 5 g 5 g 少々 適量 少々	◆きつねうどん ①うどん生地の材料を混ぜ合わせ, フライパンで薄焼きたまごを作り, めん状に切って器に入れる。 ②薄味に炊いた油揚げ, にんじんを①にのせて汁をかける。仕上げにねぎをのせる。 ◆鮭のチーズフライ ①ペーパータオルでさけの水気をとり, 塩, こしょうをふる。 ②粉チーズと刻んだパセリ, ケトンフォーミュラを混ぜたものを①にまぶす。 ③低めの温度で時々裏返しながら, こんがりと揚げる。
夕食	鮭のチーズフライ	さけ 塩, こしょう 粉チーズ, パセリ ケトンフォーミュラ 揚げ油 付け合わせ…… 　トマト 　マヨネーズ	40 g 少々 少々 5 g 適量 20 g 7 g	
夕食	豆腐ステーキオクラのせ	木綿豆腐 ごま油 オクラ しょうゆ	30 g 3 g 10 g 少々	**593 kcal　ケトン指数 2.43**
おやつ	クリームプリン	たまご 生クリーム シュガーカット ホイップクリーム…… 　生クリーム 　シュガーカット	20 g 30 g 3 g 10 g 1 g	①すべての材料を混ぜ合わせてプリン液を作り, 器に流し入れる。 ②蒸気の上がった蒸し器に入れ, 約20分間蒸す。 ③ミキサーでホイップクリームを作り, ②を飾りつける。 **193 kcal　ケトン指数 2.46**

ケトン比 2.5：1 のケトン食献立

朝食 巣ごもり卵
　　　　トマトとチーズのマリネ
　　　　きのこのクリーム煮

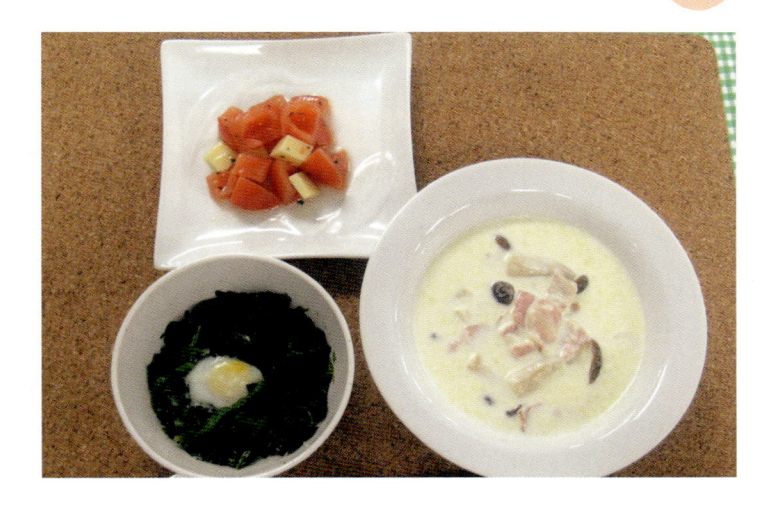

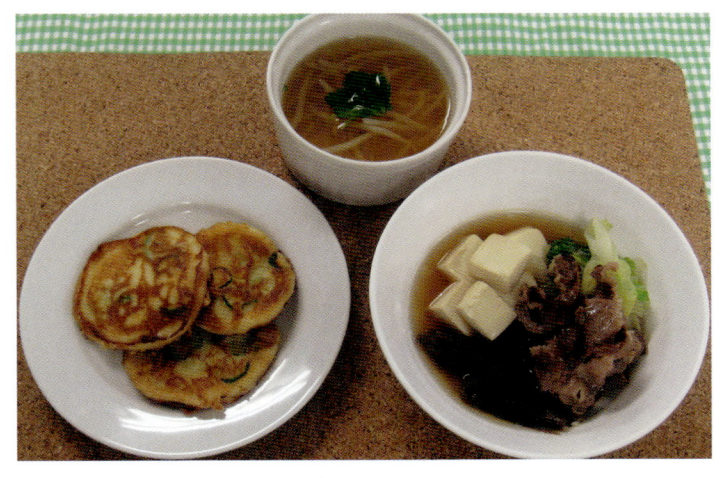

昼食 和風お焼き
　　　　すき焼き
　　　　もやしのスープ

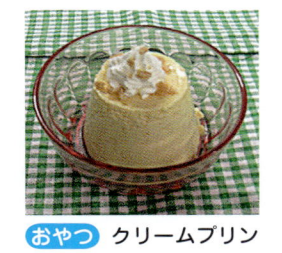

おやつ クリームプリン

夕食 きつねうどん
　　　　鮭のチーズフライ
　　　　豆腐ステーキオクラのせ

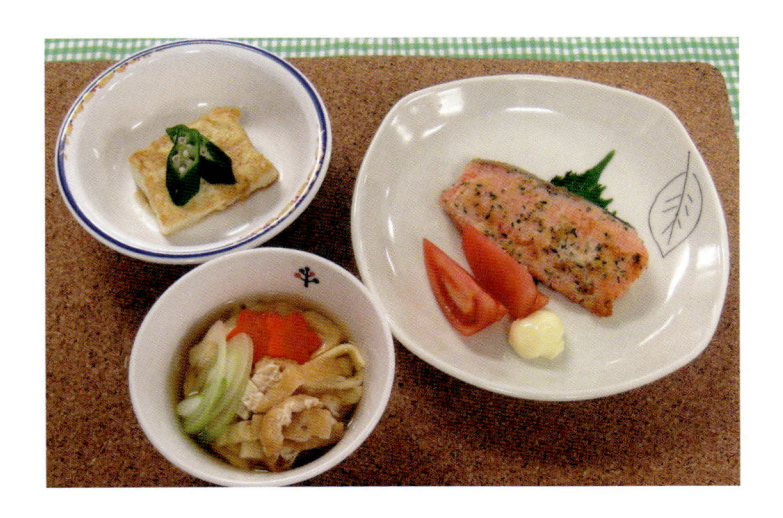

1,800 kcal／日　ケトン比　2.5：1

	献立名	材料	数量	作り方
朝食	ねぎ入り卵焼き	たまご 生クリーム ケトンフォーミュラ だし汁，しょうゆ，ねぎ サラダ油 付け合わせ…… 　ウインナー	40 g 20 g 5 g 少々 3 g 15 g	◆辛子マヨネーズ和え ①アスパラガスとハムを食べやすい大きさに切り，アスパラガスはゆでておく。 ②マヨネーズ，生クリーム，辛子を混ぜ合わせて辛子マヨネーズを作り，①に和える。 ◆きな粉ミルク ①ケトンフォーミュラをコップに入れ，少し冷ました湯でよく溶かし，レンジで再度温める。 ②きな粉とシュガーカットも混ぜ合わせる。
	辛子マヨネーズ和え	アスパラガス ハム マヨネーズ 生クリーム 辛子	20 g 10 g 7 g 5 g 少々	
	きな粉ミルク	ケトンフォーミュラ シュガーカット きな粉	10 g 2 g 少々	421 kcal　ケトン指数 2.55
昼食	フレンチトースト	ホットケーキ…… 　ケトンフォーミュラ 　生クリーム 　たまご 　シュガーカット 　マーガリン 卵液…… 　生クリーム 　たまご 　シュガーカット 　マーガリン	 15 g 10 g 10 g 1 g 5 g 15 g 15 g 1 g 5 g	◆フレンチトースト ①ホットケーキ生地の材料を混ぜ合わせ，熱したフライパンにマーガリンを落として，ホットケーキを3つ作る。 ②①を卵液にくぐらせ，再度フライパンにマーガリンを落として，卵液ごと両面色良く焼く。 ◆クラムチャウダー ①材料はすべて一口大に切り，コンソメスープで煮る。 ②生クリームを①に加え，塩で味をととのえて，ひと煮立ちしたら火を止める。
	クラムチャウダー	いか，ほたて，あさり ベーコン，いんげん 生クリーム コンソメ，塩	各15 g 各15 g 40 g 少々	
	レモンティー	紅茶 レモン果汁 シュガーカット	適量 少々 2 g	569 kcal　ケトン指数 2.48
夕食	豚肉の卵とじ煮	豚バラ肉 きぬさや 卵液…… 　たまご 　生クリーム だし汁，しょうゆ，みりん サラダ油	40 g 3 g 30 g 30 g 少々 3 g	◆豚肉の卵とじ煮 ①豚肉は一口大に，きぬさやはせん切りにする。 ②鍋を熱し，油を入れて①を軽く炒める。 ③だし汁，しょうゆ，みりんを入れて，沸騰したらアクをとり，卵液を加えてひと煮立ちさせる。 ◆ごま団子 ①材料をすべて混ぜ合わせて生地を作る。 ②生地を丸めて団子の形にし，低めの温度でこんがりと揚げる。
	ほうれん草の梅肉和え	ほうれん草 焼き豚 ごま油 梅肉	30 g 10 g 3 g 5 g	
	ごま団子	ケトンフォーミュラ 生クリーム たまご シュガーカット ごま 揚げ油	20 g 10 g 5 g 2 g 少々 適量	
	きのこスープ	しめじ えのき 中華だし，塩，ねぎ	20 g 20 g 少々	652 kcal　ケトン指数 2.47
おやつ	紅茶クッキー	ケトンフォーミュラ 生クリーム たまご 紅茶の葉 シュガーカット	15 g 5 g 5 g 0.5 g 2 g	①材料をすべて混ぜ合わせてクッキー生地を作る。 ②ラップの上で生地を厚さ3 mmになるように伸ばして好みの型抜きをする。 ③②をオーブンシートにのせ，180℃で約6分間焼く。 144 kcal　ケトン指数 2.39

ケトン比 2.5：1 のケトン食献立

朝食 ねぎ入り卵焼き
　　 辛子マヨネーズ和え
　　 きな粉ミルク

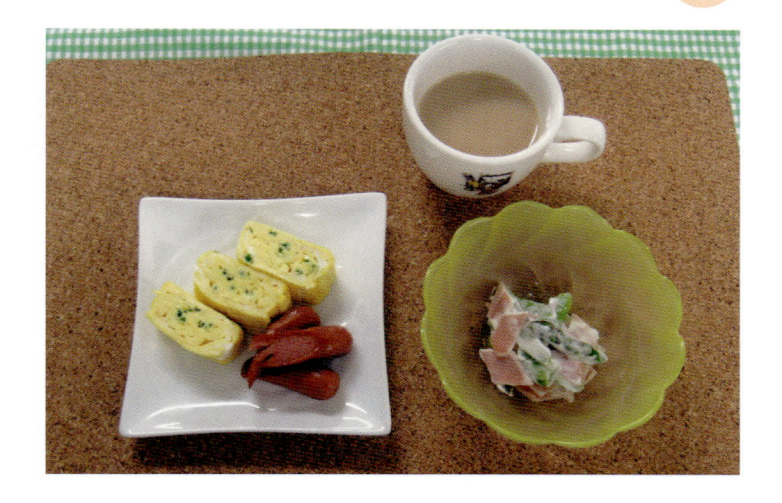

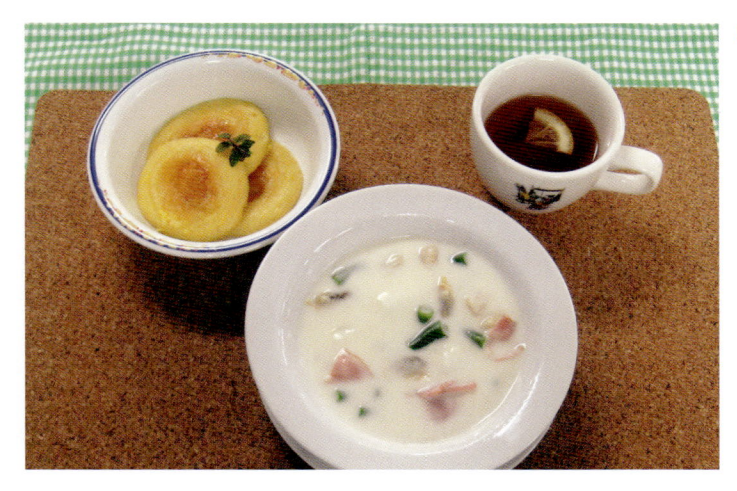

昼食 フレンチトースト
　　 クラムチャウダー
　　 レモンティー

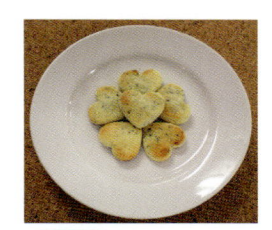

おやつ 紅茶クッキー

夕食 豚肉の卵とじ煮
　　 ほうれん草の梅肉和え
　　 ごま団子
　　 きのこスープ

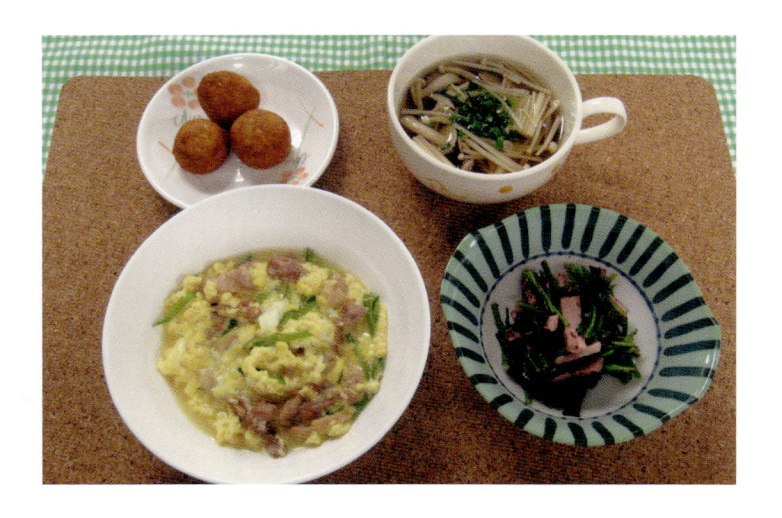

2,000 kcal／日　ケトン比　2.5：1

	献立名	材料	数量	作り方
朝食	キャロットパンケーキ	ケトンフォーミュラ 生クリーム たまご すりおろしにんじん シュガーカット マーガリン	15 g 10 g 15 g 15 g 3 g 5 g	◆キャロットパンケーキ ①マーガリン以外の材料をすべて混ぜ合わせて，パンケーキ生地を作る。 ②熱したフライパンにマーガリンを落として①を2～3つに分けて入れ，ミニパンケーキを作る。
	ベーコンエッグ	たまご，生クリーム 塩，こしょう ベーコン マーガリン	各30 g 少々 10 g 5 g	◆ベーコンエッグ ①たまご，生クリーム，塩，こしょうを混ぜ合わせて，卵液を作る。 ②熱したフライパンにマーガリンを落として，一口大に切ったベーコンを炒める。 ③②に①を加えて菜ばしで軽く混ぜながら半熟状に仕上げる。
	ツナ大根サラダ	大根 ツナ缶 ごま，しょうゆ ごま油	40 g 10 g 少々 3 g	
				515 kcal　ケトン指数 2.50
昼食	和風おろしハンバーグ	木綿豆腐 合挽ミンチ肉 ケトンフォーミュラ 生クリーム たまご サラダ油 たれ…… 　大根おろし 　しょうゆ，みりん，酢 　しその葉	40 g 40 g 10 g 20 g 10 g 5 g 30 g 少々 少々	◆和風おろしハンバーグ ①豆腐はペーパータオルで水気をとり，ミンチ肉，ケトンフォーミュラ，生クリーム，たまごとよく混ぜ合わせる。 ②熱したフライパンに油を入れ，丸く整えた①を置き，ふたをして弱火で両面色良く焼く。 ③器に盛ったハンバーグの上に大根おろしと繊切りにしたしそをのせて，しょうゆ，みりん，酢を混ぜ合わせたタレをかける。
	きゅうりとしらすの和えもの	きゅうり しらす干し わかめ ごま，しょうゆ，酢 ごま油	30 g 5 g 少々 少々 3 g	◆マーブルクッキー ①材料をすべて混ぜ合わせて，インスタントコーヒーの粒を手の熱で適度に溶かしながらマーブル模様にし，クッキー生地を作る。 ②ラップの上で生地を厚さ3 mmになるように伸ばして好みの型抜きをする。 ③②をオーブンシートにのせ，180℃で約6分間焼く。
	かき玉汁	卵液…… 　たまご 　生クリーム ねぎ だし汁，しょうゆ	 15 g 25 g 少々 適量	
	マーブルクッキー	ケトンフォーミュラ 生クリーム たまご インスタントコーヒー シュガーカット	15 g 5 g 5 g 0.5 g 1 g	
				636 kcal　ケトン指数 2.37
夕食	月見うどん	うどん…… 　ケトンフォーミュラ 　生クリーム 　たまご 温泉卵 ねぎ，刻みのり だし汁 しょうゆ，みりん	 25 g 30 g 20 g 1 こ 少々 適量 少々	◆月見うどん ①うどん生地の材料を混ぜ合わせ，フライパンで薄焼きたまごを作り，めん状に切って器に入れる。 ②温泉卵，ねぎ，刻みのりを①にのせてだし汁にしょうゆ，みりんで味付けしたうどん汁をかける。
	カレイの唐揚げ	カレイ しょうゆ，みりん，酒 ケトンフォーミュラ 揚げ油 レタス	70 g 少々 7 g 適量 10 g	◆カレイの唐揚げ ①しょうゆ，みりん，酒を混ぜ合わせて，一口大に切ったカレイに下味をつけておく。 ②①にケトンフォーミュラをまぶし，低めの温度でこんがりと揚げる。 ③レタスを敷いた皿に②を盛り付ける。
	いんげんの和えもの	いんげん にんじん ハム マヨネーズ ごま，しょうゆ	20 g 5 g 5 g 7 g 少々	
				714 kcal　ケトン指数 2.37
おやつ	りんご入りホットケーキ	ケトンフォーミュラ 生クリーム たまご りんご シュガーカット マーガリン	15 g 10 g 10 g 10 g 2 g 7 g	①りんごは5 mm角に切る。マーガリン以外の材料をすべて混ぜ合わせて生地を作る。 ②熱したフライパンにマーガリンを落として①を3～5つに分けて入れ，両面色良く焼く。
				217 kcal　ケトン指数 2.46

ケトン比 2.5：1 のケトン食献立

朝食
キャロットパンケーキ
ベーコンエッグ
ツナ大根サラダ

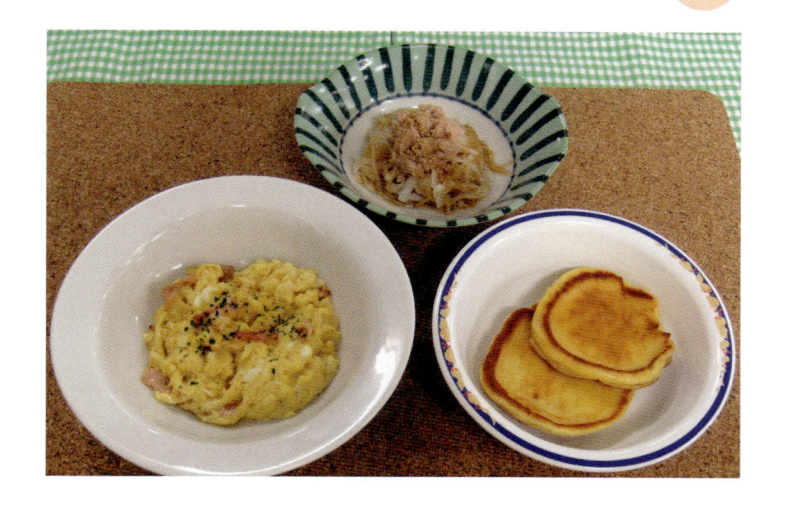

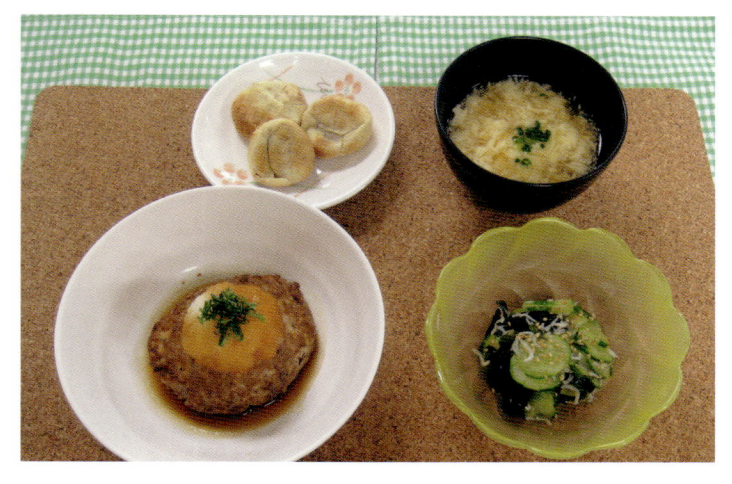

昼食
和風おろしハンバーグ
きゅうりとしらすの和えもの
かき玉汁
マーブルクッキー

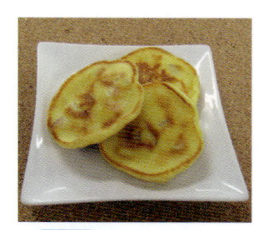

おやつ
りんご入り
ホットケーキ

夕食
月見うどん
カレイの唐揚げ
いんげんの和えもの

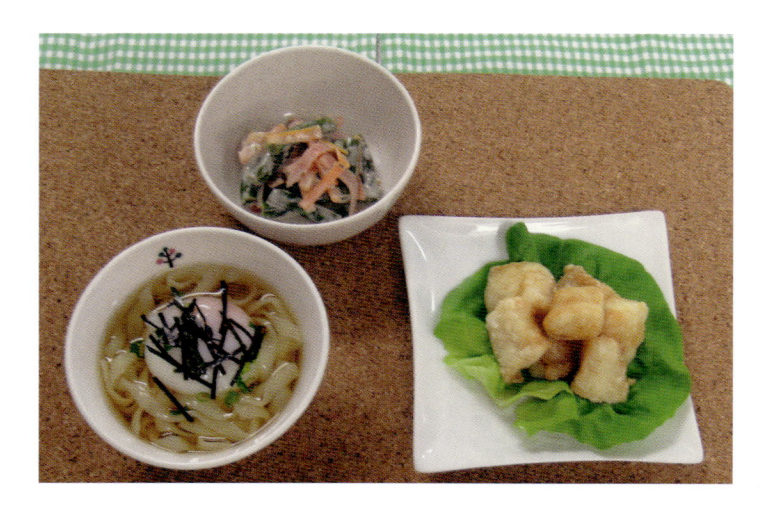

おやつ

いろいろなケトン比のおやつ

　朝・昼・夕の食事は，毎食の食品構成表からケトン食食品交換表を使って献立を立てますが，おやつについては，おやつの食品構成表（p.47）を使っても下記から1～2品組み合わせたものでも構いません。また，おやつは1品で各ケトン比になるようにしているので残しても構いません。食欲がない時や，食事量が摂りにくい時など補助食としても摂ることが出来ます。ただし，普段の食事にプラスして摂る場合はエネルギー量に気を付けましょう。

　各ケトン比ごとにおやつ（補助食）を紹介します。ケトン比1：1の食事をしている時は1：1のおやつから，ケトン比2：1の食事をしている時は2：1のおやつから選択します。

　また，材料はケトン食食品交換表を使って他の材料にも交換出来るので，好みの果物や野菜に交換していろいろな味を楽しみましょう。

ケトン比1：1のおやつ

献立名	材料	数量	作り方
カスタードプリン	たまご 牛乳 シュガーカット	20 g 30 g 2 g	①すべての材料を混ぜ合わせてプリン液を作り，器に流し入れる。 ②蒸気の上がった蒸し器に入れ，約20分間蒸す。 **53 kcal　ケトン指数 0.99**
バナナクレープ	ケトンフォーミュラ ⎫ 生クリーム　　　　｜A たまご　　　　　　｜ シュガーカット　　⎭ マーガリン バナナ 生クリーム　　　　⎫B シュガーカット　　⎭	10 g 10 g 10 g 4 g 3 g 40 g 10 g 2 g	①Aの材料を混ぜ合わせてクレープ生地を作り，熱したフライパンにマーガリンを落として4～5枚焼く。 ②クレープ→バナナ→クレープ…の順に重ねていき，Bのホイップクリームを飾る。 **228 kcal　ケトン指数 1.08**
キウイジュース	キウイ 生クリーム 牛乳 シュガーカット	50 g 30 g 50 g 2 g	①一口大に切ったキウイとその他の材料をすべてミキサーに入れてよく混ぜ合わせる。 **182 kcal　ケトン指数 0.98**
オレンジの コンポート	オレンジ レモン シュガーカット 白ワイン 生クリーム　　　　⎫A シュガーカット　　⎭	50 g 3 g 5 g 少々 25 g 2 g	①オレンジは一口大に，レモンは薄いイチョウ切りにする。 ②小鍋に①と少量の水，シュガーカット，白ワインを入れて弱火で10分間程煮る。あら熱がとれたら器に汁ごと移して冷蔵庫で冷やす。 ③よく冷えたら，Aのホイップクリームを飾る。 **130 kcal　ケトン指数 0.92**
かに玉あんかけ	たまご　　　　　　⎫ 生クリーム　　　　｜A かに缶　　　　　　｜ 玉ねぎ　　　　　　⎭ サラダ油 中華だし しょうゆ，みりん，酒 ⎫ シュガーカット　　｜B 片栗粉　　　　　　｜ （小さじ2杯の水で溶く）⎭	50 g 10 g 15 g 20 g 2 g 50 ml 少々 3 g 3 g	①Aの材料を混ぜ合わせて卵液を作る。 ②熱したフライパンに油を入れ，①を加えてたまご焼きを作り，皿に盛る。 ③小鍋にBを入れてあんを作り，②にかける。 **176 kcal　ケトン指数 1.06**

ケトン比 2.5：1 のケトン食献立

献立名	材料	数量	作り方
コーンスープ	コーンスープの素（粉末タイプ） 湯 生クリーム	15 g 適量 30 g	①カップに粉末のコーンスープの素を入れ，湯を適量注いで生クリームを混ぜ合わせる。 182 kcal　ケトン指数 0.98
ポテトサラダ	じゃがいも にんじん ハム マヨネーズ ┐ 生クリーム ├ A 塩，こしょう ┘	40 g 5 g 5 g 10 g 7 g 少々	①材料はすべて一口大に切り，ゆでて湯をきっておく。 ②①とAをよく混ぜ合わせる。 139 kcal　ケトン指数 1.01

ケトン比 2：1 のおやつ

献立名	材料	数量	作り方
苺のアイスクリーム	いちご 生クリーム シュガーカット	30 g 45 g 3 g	①すべての材料をミキサーに入れて混ぜ合わせ，器に流し入れる。 ②冷凍庫に入れ，1時間したら全体をさっくりと混ぜ合わせてさらに1時間冷やし固める。 ③ディッシャーですくい，形を整えて器に盛る。 190 kcal　ケトン指数 1.99
ココアクッキー	ケトンフォーミュラ 生クリーム たまご シュガーカット ミルクココア	15 g 5 g 5 g 3 g 1 g	①すべての材料を混ぜ合わせて手でよく捏ねながらクッキー生地を作り，ラップの上で生地を厚さ3mmになるように伸ばして好みの型抜きをする。 ②①をオーブンシートにのせて，180℃，約6分間焼く。 147 kcal　ケトン指数 2.07
抹茶ミルクゼリー	生クリーム 牛乳 抹茶 シュガーカット ゼラチン	40 g 10 g 2 g 5 g 1 g	①小鍋に生クリーム，牛乳を入れて温め，抹茶，少々の水でふやかしたゼラチンを加えてよく溶かす。 ②火からおろしてシュガーカットを加え，器に流し入れて冷蔵庫で40分間程冷やし固める。 180 kcal　ケトン指数 1.95
スイートポテト	さつまいも ケトンフォーミュラ 生クリーム 卵黄 バター（溶かす） シュガーカット	20 g 15 g 15 g 15 g 10 g 3 g	①さつまいもは小さく切ってラップに包み，レンジで温めて柔らかくする。 ②①を器に移し，熱いうちにフォークでつぶしてその他の材料も混ぜ合わせ，形を整えてアルミカップに入れる。 ③②の上に卵黄（分量外）を塗り，オーブントースターでキツネ色になるまで焼く。 333 kcal　ケトン指数 1.90
アボカドとまぐろの和えもの	アボカド まぐろ（脂身） わさび ┐ A しょうゆ ┘	40 g 40 g 少々 少々	①アボカドは小さめのサイコロ状に切る。 ②①とまぐろを混ぜ合わせ，Aのわさびじょうゆをかける。 221 kcal　ケトン指数 2.05
にんじんのポタージュ	にんじん 生クリーム 牛乳 コンソメ，塩	30 g 40 g 20 g 少々	①にんじんは小さく切ってコンソメスープで煮る。 ②①に生クリームと牛乳を加えて塩で味をととのえる。ひと煮立ちしたら火を止め，ミキサーにかける。 181 kcal　ケトン指数 1.91

ケトン比 2.5：1 のおやつ

献立名	材料	数量	作り方
コーヒーゼリー	コーヒー ゼラチン 生クリーム ⎫A シュガーカット ⎭	65 ml 1 g 20 g 0.5 g	①濃いめのコーヒーを入れ，ゼラチンを加え混ぜてレンジにかけ，完全に溶かす。 ②あら熱がとれたら冷蔵庫で40分間程冷やし固める。 ③②にAのホイップクリームを飾る。 **84 kcal　ケトン指数 2.41**
マドレーヌ	ケトンフォーミュラ 生クリーム 卵黄 シュガーカット	15 g 5 g 10 g 3 g	①すべての材料を混ぜ合わせて生地を作り，マドレーヌ型に流し入れる。 ②180℃で約10分間焼く。 **174 kcal　ケトン指数 2.50**
ホットケーキ	ケトンフォーミュラ ⎫ 生クリーム ⎬A たまご ⎪ シュガーカット ⎭ マーガリン	15 g 10 g 10 g 6 g 7 g	①Aを混ぜ合わせてホットケーキの生地を作る。 ②フライパンを熱し，マーガリンを落として①を入れ，生地がぷつぷつと泡立ってきたら裏返して，ふんわりと色付くまで焼く。 **217 kcal　ケトン指数 2.49**
いちごミルクゼリー	いちご 生クリーム シュガーカット ゼラチン	15 g 50 g 2 g 1 g	①いちごと生クリームをミキサーにかけて器に移し，少々の水でふやかしたゼラチンをレンジにかけて溶かしたものを加えてよく混ぜる。 ②シュガーカットを加え混ぜ，冷蔵庫で40分間程冷やし固める。 **207 kcal　ケトン指数 2.45**
ココアドーナツ	ケトンフォーミュラ 生クリーム たまご シュガーカット ミルクココア 揚げ油	15 g 5 g 5 g 3 g 0.5 g 適量	①すべての材料を混ぜ合わせてドーナツ生地を作る。生地を棒状にして端と端をつなぎ合わせてドーナツ形にする。 ②低めの温度で時々裏返しながら，こんがりと揚げる。 **168 kcal　ケトン指数 2.48**
グレープフルーツアイス	グレープフルーツ 生クリーム シュガーカット	20 g 60 g 2 g	①グレープフルーツは薄皮をむき，他の材料とミキサーに入れて混ぜ合わせ，器に流し入れる。 ②冷凍庫に入れ，1時間したら全体をさっくりと混ぜ合わせてさらに1時間冷やし固める。 ③ディッシャーですくい，形を整えて器に盛る。 **246 kcal　ケトン指数 2.53**
ミルクティーゼリー	紅茶 生クリーム シュガーカット ゼラチン	40 ml 25 g 2 g 1 g	①ティーバッグの紅茶（ストレート）を入れ，ゼラチンを加え混ぜてレンジにかけ，完全に溶かす。 ②生クリームを加えて器に流し入れ，冷蔵庫で40分間程冷やし固める。 **104 kcal　ケトン指数 2.58**
紅茶クッキー	ケトンフォーミュラ 生クリーム たまご シュガーカット 紅茶の葉	15 g 5 g 5 g 2 g 少々	①すべての材料を混ぜ合わせて手でよく捏ねながらクッキー生地を作り，ラップの上で生地を厚さ3 mmになるように伸ばして好みの型抜きをする。 ②①をオーブンシートにのせて，180℃，約6分間焼く。 **143 kcal　ケトン指数 2.50**
ところてんのクリームかけ	ところてん 生クリーム ⎫A シュガーカット ⎭	80 g 25 g 2 g	①洗って水気をきったところてんを器に入れ，7分立てにしたAのホイップクリームを飾る。 **103 kcal　ケトン指数 2.43**

ケトン比2.5：1のケトン食献立

献立名	材料		数量	作り方
フレンチトースト	ケトンフォーミュラ 生クリーム たまご シュガーカット マーガリン	A	15g 10g 10g 4g 5g	①Aのマーガリン以外の材料を混ぜ合わせて生地を作り，熱したフライパンにマーガリンを落としてホットケーキを四角い形に3〜4枚焼く。 ②Bのマーガリン以外の材料を混ぜ合わせて卵液を作り，①を浸す。 ③熱したフライパンにマーガリンを落として②を卵液ごと入れ，卵液をからめながら両面こんがりと焼く。 284 kcal　ケトン指数 2.50
	生クリーム たまご シュガーカット マーガリン	B	8g 8g 4g 5g	
ショートケーキ風 （特別日用）	ケトンフォーミュラ 生クリーム たまご シュガーカット マーガリン いちご	A	20g 15g 15g 2g 10g 30g	①Aのマーガリン以外の材料を混ぜ合わせて生地を作り，熱したフライパンにマーガリンを落としてホットケーキを好きな形に整えて3〜5枚焼く。 ②いちご1粒はそのまま，残りを適度な大きさに切り，①のホットケーキにスライスしたいちごとBのホイップクリームをはさんでいく。一番上にいちご1粒をのせてホイップクリームで飾る。 427 kcal　ケトン指数 2.52 （※高カロリーのため，誕生日など特別日用）
	生クリーム シュガーカット	B	30g 2g	
豆腐のポタージュ	木綿豆腐 玉ねぎ 生クリーム コンソメ，塩		50g 15g 60g 少々	①豆腐はサイコロ状に切ってコンソメスープで煮る。 ②①に生クリームを加えて塩で味をととのえる。ひと煮立ちしたら火を止め，ミキサーにかける。 277 kcal　ケトン指数 2.46
ほうれん草と ベーコンのソテー	ほうれん草 ベーコン しょうゆ ごま油		50g 12g 少々 5g	①ほうれん草とベーコンは一口大に切る。 ②熱したフライパンにごま油を入れ①を加えて炒め，しょうゆ少々で味をととのえる。 105 kcal　ケトン指数 2.47
きのこオムレツ	たまご 生クリーム ケトンフォーミュラ 塩，こしょう	A	50g 20g 5g 少々	①Aの材料を混ぜ合わせて卵液を作る。 ②しめじ，えのきは2cm長さに切り，ツナ缶と一緒に①に加える。 ③熱したフライパンにマーガリンを入れ，②を加えてオムレツの形に整えながら焼く。 273 kcal　ケトン指数 2.40
	しめじ えのき ツナ缶 マーガリン		10g 10g 10g 8g	
トマトとカリカリベーコン のサラダ	トマト ベーコン マヨネーズ 生クリーム	A	50g 15g 10g 10g	①トマトとベーコンは一口大に切り，ベーコンはフライパンでカリカリになるまで炒める。 ②①をAのマヨネーズソースで和える。 180 kcal　ケトン指数 2.52
キャベツの クリームスープ	キャベツ ハム 生クリーム コンソメ，塩		35g 10g 50g 少々	①キャベツとハムは1cm角に切ってコンソメスープで煮る。 ②①に生クリームを加えて塩で味をととのえる。 224 kcal　ケトン指数 2.46
お好み焼き	ケトンフォーミュラ 生クリーム たまご	A	15g 15g 15g	①焼き豚は一口大に，ねぎは小口切りにする。 ②Aの材料を混ぜ合わせて生地を作り，①も加えて混ぜ合わせておく。 ③熱したフライパンに油を入れ，②を丸く落として両面こんがりと焼く。 ④皿に盛り，Bのソースをかける。 329 kcal　ケトン指数 2.47
	焼き豚 ねぎ サラダ油		15g 少々 5g	
	お好み焼きソース マヨネーズ	B	6g 8g	

献立名	材料	数量	作り方
シーフードグラタン	ツナ缶 えび ほたて 玉ねぎ ケトンフォーミュラ ⎫ 生クリーム　　　　　⎬ A マヨネーズ　　　　　⎭ コンソメ, 塩, こしょう 粉チーズ	5 g 10 g 10 g 10 g 15 g 15 g 10 g 少々 少々	①えび，ほたては一口大に，玉ねぎは薄くスライスする。 ②Aを混ぜ合わせてホワイトソースを作り，①とツナ缶も混ぜ合わせる。 ③②をグラタン皿に入れ，粉チーズをふりかける。 ④190℃で約10分間焼く。 276 kcal　ケトン指数 2.44
豆腐ハンバーグ	木綿豆腐 合挽ミンチ肉 ケトンフォーミュラ ⎫ 生クリーム　　　　　⎬ A たまご　　　　　　　⎭ 塩, こしょう サラダ油 お好み焼きソース ⎫ B マヨネーズ　　　　⎭	50 g 40 g 10 g 20 g 10 g 少々 5 g 4 g 10 g	①豆腐はさいの目切りにして水気をきり，その他のAの材料を混ぜ合わせてタネを作る。 ②熱したフライパンに油を入れ，丸く整えた①を置き，ふたをして両面こんがりと焼く。 ③皿に盛り，Bのソースをかける。 412 kcal　ケトン指数 2.41
粒コーンパンケーキ	ケトンフォーミュラ ⎫ 生クリーム　　　　　⎬ A たまご　　　　　　　⎭ 粒コーン マーガリン	15 g 10 g 10 g 15 g 10 g	①Aを混ぜ合わせてパンケーキの生地を作る。 ②フライパンを熱し，マーガリンを落として①を入れ，生地がぶつぶつと泡立ってきたら裏返して，ふんわりと色付くまで焼く。 240 kcal　ケトン指数 2.42
揚げたこ焼き	ケトンフォーミュラ ⎫ 生クリーム　　　　　｜ たまご　　　　　　　⎬ A ゆでたこ　　　　　　｜ ねぎ　　　　　　　　⎭ 揚げ油 お好み焼きソース ⎫ B マヨネーズ　　　　⎭	15 g 5 g 5 g 8 g 少々 適量 6 g 6 g	①たこは小さく，ねぎは小口切りにしてAを混ぜ合わせ，たこ焼きの生地を作る。 ②①を丸め，低めの温度で時々転がしながらこんがりと揚げる。 ③皿に盛り，Bのソースをかける。 225 kcal　ケトン指数 2.45

ケトン比2.5：1のケトン食献立

また，ケトン食療法中でも市販のお菓子を食べたい場合もあるでしょう。そのような場合はケトン比の高いおやつと組み合わせることで，少しですが食べることが出来ます。

下記の献立例は，ケトン比2：1で200kcal程度のおやつの組み合わせです。右表から1つ選んで組み合わせることで，ケトン比に影響なく市販のお菓子を食べることが出来ます。

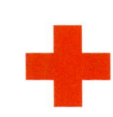

市販のお菓子
スナック菓子 せんべい類 おかき類 （塩・しょうゆ系） **5gまで**

＋

献立名	材　料	数　量
ホットケーキ	ケトンフォーミュラ 生クリーム たまご シュガーカット サラダ油	15g 10g 10g 1g 3g
ドーナツ	ケトンフォーミュラ 生クリーム たまご シュガーカット 揚げ油	15g 5g 5g 1g 適量
いちごミルクゼリー	いちご 生クリーム シュガーカット ゼラチン	10g 60g 1g 1g
レモンアイス	レモン果汁 生クリーム シュガーカット	3g 50g 2g
クッキー	ケトンフォーミュラ 生クリーム たまご シュガーカット	20g 10g 5g 1g
カスタードプリン	たまご 生クリーム シュガーカット	25g 50g 2g
お焼き	ケトンフォーミュラ 生クリーム たまご ねぎ ごま油 しょうゆ，みりん	15g 10g 10g 少々 3g 少々

基本的にはケトン比2：1の食事をしている時に2：1のおやつを摂りますが，ケトン比2.5：1の食事の時でもこの献立例の通りで構いません。

市販のお菓子は少量でケトン比をかなり下げてしまうので2.5：1まで上げることが難しく，無理なく食べられる量・バランスを考慮すると2：1が適度です。ケトン比2.5：1の食事の時でも，2：1のおやつを摂る頻度を抑えれば問題ありません。

2品を組み合わせるおやつになるため，基本的にどちらかを残すことはできません。例えばスナック菓子3枚＋ホットケーキ3枚の組み合わせなら，スナック菓子1枚食べたらホットケーキ1枚は必ず食べるようにしましょう。2品の残す量が同じであれば，全量摂取しなくても構いません。

（岡崎由有香，竹浪千景）

ケトン食の学校給食への応用

　ケトン食を実施している子供が幼稚園や学校などの通園施設に通い始める場合，通園施設での昼食への対応が必要となります。

　多くの方々が子供にお弁当を持たせることで対応していると思いますが，ただでさえ脂っぽく食べにくい食事が冷えてしまうと，さらに食べにくいものとなってしまいます。

　食べる前に担任の先生に電子レンジなどの調理器具で温めてもらうようお願いすることで対応することもできますが，通園施設が施設内で給食を調理している場合は，ほかの生徒と同じようにケトン食を給食として出してもらえたら助かります。

❶ ケトン食を給食として作ってもらうための条件を確認しよう

　ケトン食を給食として作ってもらうためには，次のような2つの条件があります。

　　条件1　通園施設に給食用の厨房があること
　　条件2　通園施設の方針として，アレルギー食，糖尿病食，刻み食，流動食などのいわゆる「特別食」に対応していること

　通園施設が「特別食」に対応している場合は，そのための人員や施設を有しており，ケトン食という聞き慣れない特別食にも取り組んでもらえる可能性があると思います。

❷ 学校給食の枠を克服しよう

　通園施設が，福祉通園施設の場合は，「特別食」も療育の一環なので，ケトン食に使用する食品をほかの生徒とは別に用意し調理してくれますが，特別支援学校[※注]の場合は，いわゆる「学校給食の枠」というものがあり，これを克服する必要があります。

　学校給食には生徒一人当たりの「予算」が決められており，基本的にはケトン食用に別途食品を調達することはできません。ほかの生徒と同じ食品を使用し，毎日の献立を考える必要があります。つまり，普通食に使用される食品の中からケトン食に使えるものを選び，普通食の献立を参考にしながら食品構成表の基本の食品をケトン食食品交換表を使って様々な食品に交換することでケトン食の献立を作っていきます。

　ケトン食では，普通食に比べ使用する食品が限られる上に使用する量が少ないので，余った予算でマヨネーズや生クリームといったケトン食を作るのに必要不可欠な食品を購入してもらうようにお願いしましょう。ただし，ケトンフォーミュラは医師の処方が必要ですので，各家庭から持参することになります。

　※注：　特別支援学校について
　　平成19（2007）年4月1日より，学校教育法の改正に伴い，盲学校，聾学校，養護学校は統合されて「特別支援学校」となりました。

また，ケトン食を「特別食」として調理してもらう場合は，精度の高い計量器，オーブントースター，1人用の鍋やボールなど普通食の調理には必要のない調理器具を購入してもらう必要がありますので，事前にこれらの調理器具の購入を学校にお願いすることも大切です。

❸ 栄養士との連携

　ケトン食を学校給食として作ってもらうためには，毎日の給食について普通食の献立からケトン食の献立を作り，カロリー数やケトン指数の計算を行う必要があり，栄養士との連携が大変重要となります。

　特別支援学校の栄養士がケトン食をよくご存知の場合は，ケトン食の献立作りに加え，カロリー数やケトン指数の計算といった複雑な作業もお任せすることができます。しかし，現実的には栄養士がケトン食をまったく知らないという場合が多く，普通食の献立からのケトン食の献立作りや，カロリー数，ケトン指数の計算を栄養士に丸投げしてしまうと栄養士の協力を得ることができなくなってしまいます。

　このような場合には次のような4つのステップを経て，段階的に栄養士にケトン食を知ってもらうと共に，学校給食でケトン食を作る仕組みを一緒に作り上げていくという姿勢が大切です。

ステップ1　栄養士にケトン食を知ってもらおう

　栄養士にこの本を読んでもらい，ケトン食とはどのような食事療法なのか知ってもらいましょう。

ステップ2　ケトン食を見てもらおう

　栄養士は実際にケトン食を見たことがない訳ですから，ケトン食を見てもらうことから始めましょう。

　最初の1カ月程度は少し大変ですが，親がケトン食のお弁当を作り，毎日子供に持参させ，食べる前に他の生徒と同じように盛り付けて温めてもらうところから始めます。栄養士にケトン食を実際に見てもらいましょう。

ステップ3　ケトン食の献立の立て方を知ってもらおう

　ステップ2の1カ月間を利用して，栄養士に普通食の献立からケトン食の献立を立てる方法を理解してもらいましょう。

　学校給食の献立は約1カ月前には出来上がっていると思いますので，翌月分の献立表とこの本を使って，毎日の献立に使われている食品を用いて，昼食用の食品構成表から食品交換を行い，栄養士と一緒にケトン食の献立を立ててみましょう。

　学校給食の献立は，通常は「主食」，「主菜」，「副菜」，「汁物，スープ」の4つの料理から構成されており，それぞれの料理について普通食に使われている食品の中からケトン食に使えそうな食品を選んでケトン食の献立を考えていきます。その際に気を付ける3つのポイントをここにご紹介します。

　　　　ポイント1　主食であるご飯，パンは炭水化物なので使えません。
　　　　ポイント2　砂糖，みりん，みそ等糖質が多い調味料は極力使わない方がよいでしょう。
　　　　ポイント3　野菜は糖質が少ないものを使うと多くの種類・量を使うことが出来ます。
　「主菜」，「副菜」，「汁物，スープ」については，実際に使用する食品の量を基本献立からの交換によって決めていきます。その際には，次の交換ポイントに注意しましょう。
　　　　ポイント1　食品構成表の基本の食品であるキャベツは，交換しやすいように5gずつ普通食の献立に使われている野菜に交換しましょう。糖質を多く含む根菜類を使う際には量を確保するためにキャベツ10gを使用することも考えましょう。
　　　　ポイント2　食品構成表の基本の食品である牛肉は，主菜用の肉や魚などへ交換しましょう。
　「主菜」，「副菜」，「汁物，スープ」の献立が出来た時点で余った脂質（ケトンフォーミュラ，生クリーム，植物油）はケトンクッキー，ケトンパンケーキなど「主食」に代わる料理の献立として使い切ります。
　昼食用の食品構成表に使用できる基本食材をすべて使い切ったケトン食の献立が出来上がったところで，栄養士にこの献立についてのカロリー数やケトン指数の計算をお願いしてみましょう。栄養士は業務用の計算ソフトをお持ちなので，直ぐにカロリー数や3要素（たんぱく質，脂質，糖質）の含有量を計算してくれます。これらの3要素を使い，「Woodyattの式」に当てはめることでケトン指数が計算できる仕組みを理解してもらいましょう。
　また，出来上がったケトン食の献立に使う食品をあらかじめ用意して，一緒に調理する機会を設けることで，栄養士にケトン食を調理するコツを覚えてもらうことができると思います。

ステップ4　ケトン食を作ってもらおう

　ステップ3で出来上がったケトン食の献立を，翌月の給食として実際に作ってもらいましょう。
　最初は1週間のうち数日だけケトン食の給食を作ってもらい，残りの日は弁当を持参させるなど無理のないスケジュールを組むことが大切です。栄養士にコツを覚えてもらえれば毎日ケトン食を給食として作ってもらえるようになると思います。

　このように栄養士との連携を無理なく段階的に図っていくことで，栄養士との良好な信頼関係を築くことができ，参観日等の機会に学校内で栄養士に会った際，子供の成長に応じたカロリー数の変更など専門的なアドバイスを受けることができるようになるのも大きなメリットとなります。

❹ 担任の先生との協力

　ケトン食を給食で「特別食」として作ってもらうと，普通食を食べるほかの生徒との関係に注意を要する場合があります。
　普通食では米飯が出される一方で，ケトン食ではパンケーキやクッキーが出される場合があります。生徒の中に米飯よりクッキーが好きな子がいたら，患児が特別扱いをしてもらっているように感じて，他の生徒からいじめに似た扱いを受ける場合があります。

このような場合には，担任の先生にケトン食を知ってもらい，ほかの生徒に患児がケトン食を食べる必要性があることを事前に説明してもらうとよいでしょう．

また，担任の先生に患児が給食中にほかの生徒の普通食を食べないように見てもらったり，授業の一環として調理実習を行う場合に，砂糖などの調味料を患児の手が届かないところに置いてもらったりするなど，トラブルを未然に防ぐよう特別な配慮をお願いすることも出来ます．

❺ ケトン食を給食として作ってもらうことの大切さ

脂っこいケトン食を毎日食べ続ける患児にとって，学校で友達と温かい給食を一緒に食べる楽しみは，ケトン食を長く続ける上で大変重要な動機づけになるでしょう．

親としても毎日早起きしてお弁当を作る必要がなくなり，朝食や夕食を工夫する時間的余裕が生まれます．

また，学校給食の献立はほぼ毎日変わりますので，ケトン食の献立のレパートリーが豊富になります．牛肉のスタミナ炒め，酢豚など学校給食の献立を自宅の夕食の献立に取り入れることで，家族が一緒の献立を楽しめる機会が増えるかもしれません．

❻ ケトン食を給食として作ってもらった具体例の紹介

過去に実際にケトン食を給食として作ってもらった具体例をご紹介します．

〈普通食〉	〈ケトン食（ケトン比　2.5：1）〉
（主菜）鯛のゆず味噌焼き	（主菜）鯛のマヨネーズ焼き
（副菜）こんにゃくとれんこんのきんぴら	（副菜）こんにゃくとれんこんのきんぴら
（汁物）そうめんのすまし汁	（汁物）ケトン麺入りにんじんスープ
（主食）麦入り梅じゃこ御飯	（主食）ケトンパンケーキ
（飲物）牛乳	

（中蔦弘行）

ケトン食に関する Q&A

1. ケトン食実施前の質問
2. ケトン食実施中の質問
3. 栄養士への質問
4. てんかん患者以外からの質問

過去にケトン食を実施された方々から寄せられた質問とその答えについて，ケトン食実施前の質問，ケトン食実施中の質問，栄養士への質問，てんかん患者以外からの質問に分けてご紹介します。

❶　ケトン食実施前の質問

Q1　ケトン食ってどんな場合に勧められるのですか。

A　いろいろな薬を使ってもけいれん発作が止まらない場合や，薬に対する過敏性のために薬が使えない時に勧められます。

Q2　ケトン食のケトンって何ですか。

A　ケトン食を食べると体内に「ケトン体」という物質が作り出されるからです。
　ケトン食が，なぜけいれんに有効なのかはっきりしたことはわかっていませんが，体の中に「ケトン体」が作り出されることが必要なことと考えられています。「ケトン体」というのは総称であり，その内容はアセト酢酸，β-ハイドロキシ酪酸，アセトンという3種類の物質です。
　ケトン体が体内で発生していることは，気化したアセトンが呼気に含まれることで，吐く息からりんごの腐ったような独特な臭いがすることで確認できます。

Q3　ケトン食でけいれん発作が止まると聞きましたが，本当ですか。

A　薬によって発作が止まらない難治性てんかんの症例で，かなりの確率で効果があるといわれています。
　小児のミオクロニー発作型発作といって急に前や後に倒れる型の発作と，レノックス症候群と呼ばれる，あまり発作は目立ちませんが，知能の低下や行動異常をきたすような発作には大変よく効くことが知られています。脳炎や出産障害が原因で起こるけいれんはケトン食が効きにくい傾向がありますが，発作を止めることができなくても，ぼんやりした子がはっきりする，落ち着きのない子が静かになる，などの効果がみられます。

**Q4　ケトン食の効果はどれくらいで現れますか。
　　　また，どのくらい続けるのですか。**

A　ケトン食を始めてから効果が現れるまでの時間は個人差があり，一概にはいえません。できれば，半年は続け，この時期になっても効果が見られないときはケトン食をあきらめて，他の治療法に切り替えることになります。
　ケトン食が少しでも有効であれば，できれば2年間を一応の目標にしたいものです。

●体験談●
　ケトン食を自宅でケトン比1：1から始め，2カ月を過ぎても発作は減らず主治医はケトン食を中止することも検討しましたが，親の希望で続けることにしました。その後，4カ月で発作が減り始め，8カ月で昼間の発作がなくなり，1年5カ月を過ぎた頃には夜の発作もなくなり，補助を必要とせずに自分の力で移動することが出来るようになりました。

Q5 大人でも出来ますか。

A　どの年齢のけいれんでも有効です。成人にも効くのですが，小児の方が有効と考えられています。

Q6 ケトン食の副作用はないですか。脂肪中心の食事と聞きましたが，太ったり，コレステロール値が高くなったりしないのですか。

A　人の体は，通常主なエネルギー源として糖質を使っていますが，ケトン食では高脂肪・低糖質の食事をすることによって，エネルギー源を脂肪に変えています。ご質問の通り脂肪中心の食事なので，成長に必要な十分なたんぱく質を摂ることができず，また体が酸性に傾きますので身長が伸びにくい等の副作用が出たり，水溶性のビタミンであるビタミンB，Cや，カルシウム，食物繊維等が不足しがちとなります。

　ケトン食はカロリーを少なめに抑えていますので太ることを心配する必要はありません。また，中年以上の成人がケトン食を食べると，動脈硬化が起こりやすくなりますが，子供や若い人は心配する必要はありません。中鎖脂肪酸を含むケトンフォーミュラを使用する場合は，肝機能に影響がある場合がありますので，定期的に血液検査を受けるようにしてください。

●体験談●
　ビタミンやカルシウムなどを添加したケトンフォーミュラをなるべく多く使うことで成長に必要な栄養素は確保できました。小学校1年生で身長が120センチ程度あり，クラスでも大きい方でした。
　便秘気味になった時には，レタスなどの糖質が少ない野菜を多くとったり，水分の摂取を増やしたりしていますが，それでも便通が良くならないなど便秘がひどい時は，栄養士に相談し，糖質の一部として「イージーファイバー」という繊維質を使ったり，主治医に相談し，下剤（酸化マグネシウム）を処方してもらったりしています。

❷ ケトン食実施中の質問

Q7 ケトン食は量が少なく，足りているのでしょうか。

A ケトン食の効果で意識レベルが上がり，食べることに興味を持ち始めると物足りなさを感じることがあります。ケトン食を始める際にカロリーを抑えて実施している場合は，少しカロリーを増やすことを考えてもよいかもしれません。主治医，栄養士に相談してみましょう。

> ●体験談●
> 汁物やスープについては，少し多めに作るようにしています。カロリー計算には入れなくてよいので，欲しがればおかわりさせています。

Q8 ケトン食がうまくいっているかどうか，どのように確認するのですか。

A 尿中のケトン体量をチェックすることで，体内で作られるケトン体の量を確認することができます。ケトン体量が測れる検査用のペーパー，通称ケトスティックを尿に浸して試薬のついている部分の色の変化で判断します。容器に貼ってある色の表と比べ，紫色の濃度で尿中のケトン体の量を測り，その量が＋＋＋以上に保たれることが求められます。

> ●体験談●
> 食後は食前より尿中のケトン体量が多いとのことで，毎日同じ時間に測るよう指導されています。夕食後，お風呂に入る前に必ずトイレへ行かせ，ケトスティックでケトン体量を測るようにしています。

Q9 ケトン食中はご飯，パン，麺類等を食べさせることが出来ませんが，皆さんどのように注意しておられますか。

A ケトン食では余分な糖質はケトン食の効果を消してしまうので，ご飯，パン，麺類のみならず，お菓子，ジュース等を与えることも出来ません。そのためには，家族の協力がなければ出来ません。患児がききわけのない幼児の場合，家族より先に食事をさせて，家族の食事の時間と一緒にしない方がよいと思います。また，患児が学校に通う場合は，家族ばかりでなく近隣の人や学校職員などの協力も必要です。

Q10 病気になって食欲がなくなってしまいました。どうすればよいですか。

A 吐き気がある時や食欲がない時などはケトン食を中止しても構いませんが，直ぐに主治医に相談してください。

　症状が軽い場合は，ケトン指数を下げないようにケトン食の献立の中で食べられそうなものだけを食べたり，量を減らして様子を見ます。

　ケトン食を一切受け付けない場合は，いったん普通の食事に戻し，体調が回復してから再度ケトン食を始める間歇療法がありますので主治医に相談してみてください。

●体験談●
　子供が風邪をひいて食欲がない時などは，一品ずつのケトン指数とカロリー数が計算されているプリン，ゼリー等のおやつ類やグラタン等の補助食を活用しています。食べ残してもケトン指数に影響はありません。

Q11 風邪をひいてしまったので，近くの病院へ行こうと思いますが，何か注意することがありますか。

A 主治医が処方してくれる抗てんかん剤については，シロップ剤や糖質を含む粉薬を使わないなどの措置をとってくれますが，近所の病院に行く場合は，医師に対してケトン食について説明し，糖質を摂取することを避ける必要があることを伝える必要があります。脱水症状を起こした場合には点滴を行いますが，点滴の主成分であるブドウ糖は代表的な糖質ですから，緊急の場合を除いて使わない方が無難だと思います。ブドウ糖を加えていない輸液でよいのなら，それを使ってもらうことになります。

●体験談●
　最近はどの病院も処方箋を書き，薬局で薬をもらうようになっていますので，病院が異なっても必ず同じ薬局で薬をもらうようにしています。薬局には子供がケトン食を行い，糖質が摂れないことを説明していますので，耳鼻科などで処方された薬にシロップが含まれている場合は教えてくれます。

Q12 家族で出かける際には，どのようにすればよいですか。

A 持ち運びしやすい献立を工夫して，ケトン食のお弁当を作るとよいでしょう。

●体験談1●
　テーマパークへ出かける際には，から揚げやハンバーグなど持ち運びしやすい献立でお弁当を作り，夏場はクーラーボックスに保管します。食べる直前にコンビニなどにお願いして電子レンジを使わせてもらい温めれば問題ありません。

●体験談2●
　宿泊付で出かける際には，もっぱらウィークリーマンションを活用しています。2DKタイプなら家族5人，一泊15,000円程度で泊まれ経済的です。自宅の雰囲気を維持でき，子供がパニックにならずにすみますし，近くにスーパーがあるなど食料の調達に便利な物件を探しています。

●体験談3●
　ケトン食をミキサー食にしていますが，出かける際には市販のレトルト食品にマヨネーズや生クリームを加えて食べさせています。ミキサー食用にカタログ販売されているレトルト食品なら1パックごとにカロリー数と共に「たんぱく質，脂質，糖質」の重量表示があり，簡単にケトン指数を計算することが出来ます。

Q13 ケトン食を始めると服用中の薬はどうするのですか。

A ケトン食を始めても薬を急に減らしたり，止めたりしないのが原則です。同じ量の薬を飲みながらケトン食を続けるのです。ケトン食がよく効いてけいれん発作が止まり，脳波も改善したら，少しずつ内服薬を減らしていくことになりますが，どの薬をどのように減らすかは脳波検査の結果を見ながら考えますので，主治医の判断を待つことになります。

●体験談●
　ケトン食を始めて2年4カ月が過ぎた頃，脳波が劇的に改善しました。その際に主治医に相談したところ，多動の原因になっている可能性があるフェノバルビタールを減らしていくことになりました。フェノバルビタールは急に減らすと睡眠障害などの副作用があるとのことで，半年ごとに少しずつ減らすことになりました。薬を減らしたことが直接影響したのかどうかわかりませんが，徐々に行動が落ち着き，授業中にじっとして先生の話が聞けるようになってきました。

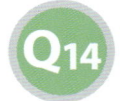

Q14 子供が特別支援学校に進学します。学校での給食はどうなるのでしょうか。

A 学校に給食用の厨房があり，学校の方針として「特別食」に対応しているのであれば，ケトン食を給食として作ってもらうようお願いする余地はあると思います。詳しくは，「ケトン食の学校給食への応用」（p.48）を読んでみてください。
　ケトン食を給食として作ってもらえない場合は，ケトン食のお弁当を持たせることになりますが，食べる前に電子レンジなどの調理器具で温めてもらうよう学校にお願いするとよいでしょう。

ケトン食に関するQ&A

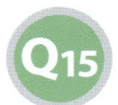

Q15 ケトン食を自宅で始め，ケトン比を1:1から2:1, 3:1へと上げていますが，3:1になってから急にフラフラするようになっています。どうしたのでしょうか。

A ケトン食では，血液中のケトン体が増えることで，血液が酸性になってきます。患者が飲んでいる抗てんかん剤の中には，血液が酸性になると効き方が強くなるものが含まれており，その影響が出ていることも考えられますので，なるべく早く主治医にご相談ください。

❸ 栄養士への質問

Q16 ケトン食を始める際に主治医からケトンフォーミュラを使うようにいわれましたが，ケトンフォーミュラって何ですか。

A 明治乳業株式会社が製造しているケトン食療法用の特殊ミルクです。それ自体がケトン比3:1の組成になっていますので，乳幼児の場合は，ケトンフォーミュラ14gに対してお湯100 mlの割合で溶かして飲ませることでケトン食となります。
　乳幼児以外の場合にも，ケトンフォーミュラには多量のケトン体を作り出す中鎖脂肪酸（MCT）が主成分として含まれていること，ビタミン類，カルシウムなどの様々な栄養素が含まれていることからケトン食の献立作りや栄養素の確保に便利です（市販はされていません）。

Q17 ケトン食は栄養が足りているのですか。

A 栄養素が多く含まれているケトンフォーミュラを様々な献立に使うことで，従来の生クリーム中心のケトン食と違い，主な栄養素は充足されます。ただし，食物繊維や微量栄養素の一部は不足傾向になる場合があります。不足している栄養素は，主治医と相談の上，栄養剤を処方してもらいます。

> ●体験談●
> 　野菜は糖質を含むのでたくさん使うことが出来ず，食物繊維が常に不足します。便秘気味になったら，レタスやきゅうりなどの糖質が少ない野菜をたくさん使うと翌日の便通は良くなります。

Q18 食品交換表に載っていない食品を使いたいのですが，どうすればよいですか。

A 食品成分表を使って，食品の交換に必要な主成分が基本の食品と同じ分量になるように計算して，基本食品との交換できる数量を計算します。具体的な計算方法は，p.26をご覧になってください。

Q19 子供が市販のおやつを少しでもいいから食べたいといいます。どうすればよいのでしょうか。

A ケトン食を実施している間は，原則的にはお菓子，果物，ジュースなどを与えることは避けた方がよいのですが，どうしてもという場合は，お菓子の種類，量，ケトン指数を高める食品との組み合わせに気をつけることで少しなら食べることが出来ます（詳しくは，p.47 をご覧になってください）。

- **スナック菓子**
  ビスケットやチョコ菓子などは原則食べられませんが，塩，しょうゆ系の味付けがされたスナック菓子 5 g 程度なら，生クリームで作ったアイスクリームやケトンクッキーなどとの組み合わせで食べることが出来ます。
- **ジュース**
  ジュースは 100 ml 中の糖質が 3 g 未満のものであれば，ケトン食に影響しにくいため，1 日 100～150 ml 程度なら飲んでもかまいません。

❹ てんかん患者以外からの質問

Q20 子供は Glut-1 異常症という病気で，主治医からケトン食を勧められました。ケトン食の効果としてどのようなことを期待出来ますか。

A ケトン食には発達の遅れを改善するような効果を期待することは出来ませんが，脳にグルコース以外のケトン体がエネルギー源として供給されるので，長く歩けるようになるという効果が期待出来ます。

- **Glut-1 異常症**
  脳は，基本的にグルコースのみを栄養源としており，Glut-1 という酵素がグルコースを脳に運ぶ役割を担っていますが，この酵素に異常をきたすと脳に供給されるグルコースが不足し，発達の遅れ，歩行困難などが起こります。

（中蔦弘行）

資　料

1. 食品構成表
2. ケトン食食品交換表
　　―五訂増補日本食品標準成分表による―

資料1 食品構成表

800 kcal/日　ケトン比 1：1　　1日分

基本の食品	数量(g)	エネルギー(kcal)	たんぱく質(g)	脂質(g)	糖質(g)
ケトンフォーミュラ	40	296	6.0	28.7	3.5
生クリーム（植物性）	20	78	1.4	7.8	0.6
植物油	5	46	0.0	5.0	0.0
プロセスチーズ	5	17	1.1	1.3	0.1
木綿豆腐	40	29	2.6	1.7	0.6
あじ	40	48	8.3	1.4	0.0
牛肉（脂身付）	40	73	8.5	3.8	0.2
たまご	40	60	4.9	4.1	0.1
キャベツ	160	37	2.1	0.3	8.3
ごはん	50	84	1.3	0.2	18.6
りんご	40	22	0.1	0.0	5.8
みそ	5	10	0.6	0.3	1.1
シュガーカット	7	10	0.0	0.0	2.5
合　計		810	36.9	54.6	41.4

800 kcal/日　ケトン比 1：1　　朝食

基本の食品	数量(g)	エネルギー(kcal)	たんぱく質(g)	脂質(g)	糖質(g)
ケトンフォーミュラ	15	111	2.3	10.8	1.3
たまご	20	30	2.5	2.1	0.1
キャベツ	40	9	0.5	0.1	2.1
ごはん	20	34	0.5	0.1	7.4
シュガーカット	2	3	0.0	0.0	0.7
合　計		187	5.8	13.1	11.6

800 kcal/日　ケトン比 1：1　　昼食

基本の食品	数量(g)	エネルギー(kcal)	たんぱく質(g)	脂質(g)	糖質(g)
ケトンフォーミュラ	15	111	2.3	10.8	1.3
プロセスチーズ	5	17	1.1	1.3	0.1
木綿豆腐	40	29	2.6	1.7	0.6
あじ	40	48	8.3	1.4	0.0
キャベツ	60	14	0.8	0.1	3.1
ごはん	10	17	0.3	0.0	3.7
みそ	5	10	0.6	0.3	1.1
シュガーカット	2	3	0.0	0.0	0.7
合計		249	16.0	15.6	10.6

800 kcal/日　ケトン比 1：1　　夕食

基本の食品	数量(g)	エネルギー(kcal)	たんぱく質(g)	脂質(g)	糖質(g)
ケトンフォーミュラ	10	74	1.5	7.2	0.9
植物油	5	46	0.0	5.0	0.0
牛肉（脂身付）	40	73	8.5	3.8	0.2
たまご	20	30	2.5	2.1	0.1
キャベツ	60	14	0.8	0.1	3.1
ごはん	20	34	0.5	0.1	7.4
シュガーカット	2	3	0.0	0.0	0.7
合計		274	13.8	18.3	12.4

800 kcal/日　ケトン比 1：1　　おやつ

基本の食品	数量(g)	エネルギー(kcal)	たんぱく質(g)	脂質(g)	糖質(g)
生クリーム（植物性）	20	78	1.4	7.8	0.6
りんご	40	22	0.1	0.0	5.8
シュガーカット	1	1	0.0	0.0	0.4
合計		101	1.5	7.8	6.8

1,000 kcal/日　ケトン比 1：1　　1日分

基本の食品	数量(g)	エネルギー(kcal)	たんぱく質(g)	脂質(g)	糖質(g)
ケトンフォーミュラ	50	371	7.5	35.9	4.4
生クリーム（植物性）	30	118	2.0	11.8	0.9
植物油	5	46	0.0	5.0	0.0
プロセスチーズ	5	17	1.1	1.3	0.1
木綿豆腐	60	43	4.0	2.5	1.0
あじ	60	73	12.4	2.1	0.1
牛肉（脂身付）	60	109	12.7	5.8	0.3
たまご	60	91	7.4	6.2	0.2
キャベツ	160	37	2.1	0.3	8.3
ごはん	60	101	1.5	0.2	22.3
りんご	60	32	0.1	0.1	8.8
みそ	5	10	0.6	0.3	1.1
シュガーカット	7	10	0.0	0.0	2.5
合　計		1,058	51.4	71.5	50.0

1,000 kcal/日　ケトン比 1：1　　朝食

基本の食品	数量(g)	エネルギー(kcal)	たんぱく質(g)	脂質(g)	糖質(g)
ケトンフォーミュラ	20	148	3.0	14.4	1.8
生クリーム（植物性）	10	39	0.7	3.9	0.3
たまご	30	45	3.7	3.1	0.1
キャベツ	40	9	0.5	0.1	2.1
ごはん	30	50	0.8	0.1	11.1
シュガーカット	2	3	0.0	0.0	0.7
合　計		294	8.7	21.6	16.1

1,000 kcal/日　ケトン比 1：1　　昼食

基本の食品	数量(g)	エネルギー(kcal)	たんぱく質(g)	脂質(g)	糖質(g)
ケトンフォーミュラ	15	111	2.3	10.8	1.3
植物油	3	28	0.0	3.0	0.0
プロセスチーズ	5	17	1.1	1.3	0.1
木綿豆腐	60	43	4.0	2.5	1.0
あじ	60	73	12.4	2.1	0.1
キャベツ	80	18	1.0	0.2	4.2
りんご	30	16	0.1	0.0	4.4
シュガーカット	2	3	0.0	0.0	0.7
合　計		309	20.9	19.9	11.8

1,000 kcal/日　ケトン比 1：1　　夕食

基本の食品	数量(g)	エネルギー(kcal)	たんぱく質(g)	脂質(g)	糖質(g)
ケトンフォーミュラ	15	111	2.3	10.8	1.3
植物油	2	18	0.0	2.0	0.0
牛肉（脂身付）	60	109	12.7	5.8	0.3
たまご	30	45	3.7	3.1	0.1
キャベツ	40	9	0.5	0.1	2.1
ごはん	30	50	0.8	0.1	11.1
みそ	5	10	0.6	0.3	1.1
シュガーカット	2	3	0.0	0.0	0.7
合　計		355	20.6	22.2	16.7

1,000 kcal/日　ケトン比 1：1　　おやつ

基本の食品	数量(g)	エネルギー(kcal)	たんぱく質(g)	脂質(g)	糖質(g)
生クリーム（植物性）	20	78	1.4	7.8	0.6
りんご	30	16	0.1	0.0	4.4
シュガーカット	1	1	0.0	0.0	0.4
合　計		95	1.5	7.8	5.4

1,300 kcal/日　ケトン比 1：1　　1日分

基本の食品	数量(g)	エネルギー(kcal)	たんぱく質(g)	脂質(g)	糖質(g)
ケトンフォーミュラ	40	296	6.0	28.7	3.5
生クリーム（植物性）	30	118	2.0	11.8	0.9
植物油	20	184	0.0	20.0	0.0
プロセスチーズ	10	34	2.3	2.6	0.1
木綿豆腐	100	72	6.6	4.2	1.6
あじ	100	121	20.7	3.5	0.1
牛肉（脂身付）	80	146	17.0	7.7	0.4
たまご	80	121	9.8	8.2	0.2
キャベツ	200	46	2.6	0.4	10.4
ごはん	80	134	2.0	0.2	29.7
りんご	60	32	0.1	0.1	8.8
シュガーカット	7	10	0.0	0.0	2.5
合　計		1,314	69.1	87.4	58.2

1,300 kcal/日　ケトン比 1：1　　朝食

基本の食品	数量(g)	エネルギー(kcal)	たんぱく質(g)	脂質(g)	糖質(g)
ケトンフォーミュラ	10	74	1.5	7.2	0.9
植物油	5	46	0.0	5.0	0.0
プロセスチーズ	10	34	2.3	2.6	0.1
牛肉（脂身付）	30	55	6.4	2.9	0.2
たまご	30	45	3.7	3.1	0.1
キャベツ	40	9	0.5	0.1	2.1
ごはん	20	34	0.5	0.1	7.4
りんご	10	5	0.0	0.0	1.5
シュガーカット	2	3	0.0	0.0	0.7
合　計		305	14.9	21.0	13.0

1,300 kcal/日　ケトン比 1：1　　昼食

基本の食品	数量(g)	エネルギー(kcal)	たんぱく質(g)	脂質(g)	糖質(g)
ケトンフォーミュラ	15	111	2.3	10.8	1.3
植物油	10	92	0.0	10.0	0.0
木綿豆腐	40	29	2.6	1.7	0.6
あじ	40	48	8.3	1.4	0.0
たまご	50	76	6.2	5.2	0.2
キャベツ	60	14	0.8	0.1	3.1
ごはん	30	50	0.8	0.1	11.1
りんご	20	11	0.0	0.0	2.9
シュガーカット	2	3	0.0	0.0	0.7
合　計		434	21.0	29.3	19.9

1,300 kcal/日　ケトン比 1：1　　夕食

基本の食品	数量(g)	エネルギー(kcal)	たんぱく質(g)	脂質(g)	糖質(g)
ケトンフォーミュラ	15	111	2.3	10.8	1.3
生クリーム（植物性）	10	39	0.7	3.9	0.3
植物油	5	46	0.0	5.0	0.0
木綿豆腐	60	43	4.0	2.5	1.0
あじ	60	73	12.4	2.1	0.1
牛肉（脂身付）	50	91	10.6	4.8	0.3
キャベツ	100	23	1.3	0.2	5.2
ごはん	30	50	0.8	0.1	11.1
シュガーカット	2	3	0.0	0.0	0.7
合　計		479	32.1	29.4	20.0

1,300 kcal/日　ケトン比 1：1　　おやつ

基本の食品	数量(g)	エネルギー(kcal)	たんぱく質(g)	脂質(g)	糖質(g)
生クリーム（植物性）	20	78	1.4	7.8	0.6
りんご	30	16	0.1	0.0	4.4
シュガーカット	1	1	0.0	0.0	0.4
合　計		95	1.5	7.8	5.4

1,600 kcal/日　ケトン比 1：1　　1日分

基本の食品	数量(g)	エネルギー(kcal)	たんぱく質(g)	脂質(g)	糖質(g)
ケトンフォーミュラ	60	445	9.0	43.1	5.3
生クリーム（植物性）	50	196	3.4	19.6	1.5
植物油	20	184	0.0	20.0	0.0
プロセスチーズ	10	34	2.3	2.6	0.1
木綿豆腐	100	72	6.6	4.2	1.6
あじ	100	121	20.7	3.5	0.1
牛肉（脂身付）	80	146	17.0	7.7	0.4
たまご	80	121	9.8	8.2	0.2
キャベツ	200	46	2.6	0.4	10.4
ごはん	120	202	3.0	0.4	44.5
りんご	80	43	0.2	0.1	11.7
シュガーカット	7	10	0.0	0.0	2.5
合　計		1,620	74.6	109.8	78.3

1,600 kcal/日　ケトン比 1：1　　朝食

基本の食品	数量(g)	エネルギー(kcal)	たんぱく質(g)	脂質(g)	糖質(g)
ケトンフォーミュラ	10	74	1.5	7.2	0.9
生クリーム（植物性）	20	78	1.4	7.8	0.6
植物油	5	46	0.0	5.0	0.0
プロセスチーズ	10	34	2.3	2.6	0.1
牛肉（脂身付）	20	36	4.2	1.9	0.1
たまご	20	30	2.5	2.1	0.1
キャベツ	40	9	0.5	0.1	2.1
ごはん	40	67	1.0	0.1	14.8
シュガーカット	2	3	0.0	0.0	0.7
合　計		377	13.4	26.8	19.4

1,600 kcal/日　ケトン比 1：1　昼食

基本の食品	数量(g)	エネルギー(kcal)	たんぱく質(g)	脂質(g)	糖質(g)
ケトンフォーミュラ	20	148	3.0	14.4	1.8
生クリーム（植物性）	10	39	0.7	3.9	0.3
植物油	10	92	0.0	10.0	0.0
木綿豆腐	60	43	4.0	2.5	1.0
あじ	40	48	8.3	1.4	0.0
たまご	40	60	4.9	4.1	0.1
キャベツ	60	14	0.8	0.1	3.1
ごはん	40	67	1.0	0.1	14.8
りんご	40	22	0.1	0.0	5.8
シュガーカット	2	3	0.0	0.0	0.7
合　計		536	22.8	36.5	27.6

1,600 kcal/日　ケトン比 1：1　夕食

基本の食品	数量(g)	エネルギー(kcal)	たんぱく質(g)	脂質(g)	糖質(g)
ケトンフォーミュラ	30	222	4.5	21.5	2.6
植物油	5	46	0.0	5.0	0.0
木綿豆腐	40	29	2.6	1.7	0.6
あじ	60	73	12.4	2.1	0.1
牛肉（脂身付）	60	109	12.7	5.8	0.3
たまご	20	30	2.5	2.1	0.1
キャベツ	100	23	1.3	0.2	5.2
ごはん	40	67	1.0	0.1	14.8
シュガーカット	2	3	0.0	0.0	0.7
合　計		602	37.0	38.5	24.4

1,600 kcal/日　ケトン比 1：1　おやつ

基本の食品	数量(g)	エネルギー(kcal)	たんぱく質(g)	脂質(g)	糖質(g)
生クリーム（植物性）	20	78	1.4	7.8	0.6
りんご	40	22	0.1	0.0	5.8
シュガーカット	1	1	0.0	0.0	0.4
合　計		101	1.5	7.8	6.8

1,800 kcal/日　ケトン比 1：1　1日分

基本の食品	数量(g)	エネルギー(kcal)	たんぱく質(g)	脂質(g)	糖質(g)
ケトンフォーミュラ	70	519	10.5	50.3	6.2
生クリーム（植物性）	70	274	4.8	27.4	2.0
植物油	20	184	0.0	20.0	0.0
プロセスチーズ	10	34	2.3	2.6	0.1
木綿豆腐	100	72	6.6	4.2	1.6
あじ	100	121	20.7	3.5	0.1
牛肉（脂身付）	80	146	17.0	7.7	0.4
たまご	80	121	9.8	8.2	0.2
キャベツ	240	55	3.1	0.5	12.5
ごはん	140	235	3.5	0.4	51.9
りんご	80	43	0.2	0.1	11.7
シュガーカット	7	10	0.0	0.0	2.5
合　計		1,814	78.5	124.9	89.2

1,800 kcal/日　ケトン比 1：1　朝食

基本の食品	数量(g)	エネルギー(kcal)	たんぱく質(g)	脂質(g)	糖質(g)
ケトンフォーミュラ	20	148	3.0	14.4	1.8
生クリーム（植物性）	20	78	1.4	7.8	0.6
植物油	5	46	0.0	5.0	0.0
プロセスチーズ	10	34	2.3	2.6	0.1
牛肉（脂身付）	20	36	4.2	1.9	0.1
たまご	20	30	2.5	2.1	0.1
キャベツ	60	14	0.8	0.1	3.1
ごはん	50	84	1.3	0.2	18.6
シュガーカット	2	3	0.0	0.0	0.7
合　計		473	15.5	34.1	25.1

1,800 kcal/日　ケトン比 1：1　昼食

基本の食品	数量(g)	エネルギー(kcal)	たんぱく質(g)	脂質(g)	糖質(g)
ケトンフォーミュラ	20	148	3.0	14.4	1.8
生クリーム（植物性）	20	78	1.4	7.8	0.6
植物油	10	92	0.0	10.0	0.0
木綿豆腐	60	43	4.0	2.5	1.0
あじ	40	48	8.3	1.4	0.0
たまご	40	60	4.9	4.1	0.1
キャベツ	80	18	1.0	0.2	4.2
ごはん	40	67	1.0	0.1	14.8
りんご	30	16	0.1	0.0	4.4
シュガーカット	2	3	0.0	0.0	0.7
合　計		573	23.7	40.5	27.6

1,800 kcal/日　ケトン比 1：1　夕食

基本の食品	数量(g)	エネルギー(kcal)	たんぱく質(g)	脂質(g)	糖質(g)
ケトンフォーミュラ	30	222	4.5	21.5	2.6
植物油	5	46	0.0	5.0	0.0
木綿豆腐	40	29	2.6	1.7	0.6
あじ	60	73	12.4	2.1	0.1
牛肉（脂身付）	60	109	12.7	5.8	0.3
たまご	20	30	2.5	2.1	0.1
キャベツ	100	23	1.3	0.2	5.2
ごはん	50	84	1.3	0.2	18.6
シュガーカット	2	3	0.0	0.0	0.7
合　計		619	37.3	38.6	28.2

1,800 kcal/日　ケトン比 1：1　おやつ

基本の食品	数量(g)	エネルギー(kcal)	たんぱく質(g)	脂質(g)	糖質(g)
生クリーム（植物性）	30	118	2.0	11.8	0.9
りんご	50	27	0.1	0.1	7.3
シュガーカット	1	1	0.0	0.0	0.4
合　計		146	2.1	11.9	8.6

2,000 kcal/日　ケトン比 1：1　　1日分

基本の食品	数量(g)	エネルギー(kcal)	たんぱく質(g)	脂質(g)	糖質(g)
ケトンフォーミュラ	80	593	12.0	57.4	7.0
生クリーム（植物性）	80	314	5.4	31.4	2.3
植物油	20	184	0.0	20.0	0.0
プロセスチーズ	10	34	2.3	2.6	0.1
木綿豆腐	100	72	6.6	4.2	1.6
あじ	100	121	20.7	3.5	0.1
牛肉（脂身付）	100	182	21.2	9.6	0.5
たまご	80	121	9.8	8.2	0.2
キャベツ	300	69	3.9	0.6	15.6
ごはん	150	252	3.8	0.5	55.7
りんご	100	54	0.2	0.1	14.6
シュガーカット	7	10	0.0	0.0	2.5
合　計		2,006	85.9	138.1	100.2

2,000 kcal/日　ケトン比 1：1　　朝食

基本の食品	数量(g)	エネルギー(kcal)	たんぱく質(g)	脂質(g)	糖質(g)
ケトンフォーミュラ	20	148	3.0	14.4	1.8
生クリーム（植物性）	20	78	1.4	7.8	0.6
植物油	5	46	0.0	5.0	0.0
プロセスチーズ	10	34	2.3	2.6	0.1
牛肉（脂身付）	20	36	4.2	1.9	0.1
たまご	20	30	2.5	2.1	0.1
キャベツ	80	18	1.0	0.2	4.2
ごはん	50	84	1.3	0.2	18.6
シュガーカット	2	3	0.0	0.0	0.7
合　計		477	15.7	34.2	26.2

2,000 kcal/日　ケトン比 1：1　昼食

基本の食品	数量(g)	エネルギー(kcal)	たんぱく質(g)	脂質(g)	糖質(g)
ケトンフォーミュラ	30	222	4.5	21.5	2.6
生クリーム（植物性）	20	78	1.4	7.8	0.6
植物油	5	46	0.0	5.0	0.0
木綿豆腐	60	43	4.0	2.5	1.0
あじ	40	48	8.3	1.4	0.0
たまご	40	60	4.9	4.1	0.1
キャベツ	100	23	1.3	0.2	5.2
ごはん	50	84	1.3	0.2	18.6
りんご	20	11	0.0	0.0	2.9
シュガーカット	2	3	0.0	0.0	0.7
合　計		618	25.7	42.7	31.7

2,000 kcal/日　ケトン比 1：1　夕食

基本の食品	数量(g)	エネルギー(kcal)	たんぱく質(g)	脂質(g)	糖質(g)
ケトンフォーミュラ	30	222	4.5	21.5	2.6
植物油	10	92	0.0	10.0	0.0
木綿豆腐	40	29	2.6	1.7	0.6
あじ	60	73	12.4	2.1	0.1
牛肉（脂身付）	80	146	17.0	7.7	0.4
たまご	20	30	2.5	2.1	0.1
キャベツ	120	28	1.6	0.2	6.2
ごはん	50	84	1.3	0.2	18.6
シュガーカット	2	3	0.0	0.0	0.7
合　計		707	41.9	45.5	29.3

2,000 kcal/日　ケトン比 1：1　おやつ

基本の食品	数量(g)	エネルギー(kcal)	たんぱく質(g)	脂質(g)	糖質(g)
生クリーム（植物性）	40	157	2.7	15.7	1.2
りんご	80	43	0.2	0.1	11.7
シュガーカット	1	1	0.0	0.0	0.4
合　計		201	2.9	15.8	13.3

800 kcal/日　ケトン比 2：1　　1日分

基本の食品	数量(g)	エネルギー(kcal)	たんぱく質(g)	脂質(g)	糖質(g)
ケトンフォーミュラ	50	371	7.5	35.9	4.4
生クリーム（植物性）	30	118	2.0	11.8	0.9
植物油	10	92	0.0	10.0	0.0
プロセスチーズ	5	17	1.1	1.3	0.1
木綿豆腐	40	29	2.6	1.7	0.6
あじ	40	48	8.3	1.4	0.0
牛肉（脂身付）	40	73	8.5	3.8	0.2
たまご	40	60	4.9	4.1	0.1
キャベツ	80	18	1.0	0.2	4.2
シュガーカット	7	10	0.0	0.0	2.5
合　計		836	35.9	70.2	13.0

800 kcal/日　ケトン比 2：1　　朝食

基本の食品	数量(g)	エネルギー(kcal)	たんぱく質(g)	脂質(g)	糖質(g)
ケトンフォーミュラ	10	74	1.5	7.2	0.9
生クリーム（植物性）	10	39	0.7	3.9	0.3
たまご	20	30	2.5	2.1	0.1
キャベツ	20	5	0.3	0.0	1.0
シュガーカット	2	3	0.0	0.0	0.7
合　計		151	5.0	13.2	3.0

800 kcal/日　ケトン比 2：1　　昼食

基本の食品	数量(g)	エネルギー(kcal)	たんぱく質(g)	脂質(g)	糖質(g)
ケトンフォーミュラ	20	148	3.0	14.4	1.8
植物油	5	46	0.0	5.0	0.0
プロセスチーズ	5	17	1.1	1.3	0.1
木綿豆腐	40	29	2.6	1.7	0.6
あじ	40	48	8.3	1.4	0.0
キャベツ	20	5	0.3	0.0	1.0
シュガーカット	2	3	0.0	0.0	0.7
合　計		296	15.3	23.8	4.2

800 kcal/日　ケトン比 2：1　　夕食

基本の食品	数量(g)	エネルギー(kcal)	たんぱく質(g)	脂質(g)	糖質(g)
ケトンフォーミュラ	20	148	3.0	14.4	1.8
植物油	5	46	0.0	5.0	0.0
牛肉（脂身付）	40	73	8.5	3.8	0.2
たまご	20	30	2.5	2.1	0.1
キャベツ	20	5	0.3	0.0	1.0
シュガーカット	2	3	0.0	0.0	0.7
合　計		305	14.3	25.3	3.8

800 kcal/日　ケトン比 2：1　　おやつ

基本の食品	数量(g)	エネルギー(kcal)	たんぱく質(g)	脂質(g)	糖質(g)
生クリーム（植物性）	20	78	1.4	7.8	0.6
キャベツ	20	5	0.3	0.0	1.0
シュガーカット	1	1	0.0	0.0	0.4
合　計		84	1.7	7.8	2.0

1,000 kcal/日　ケトン比 2：1　　1日分

基本の食品	数量(g)	エネルギー(kcal)	たんぱく質(g)	脂質(g)	糖質(g)
ケトンフォーミュラ	50	371	7.5	35.9	4.4
生クリーム（植物性）	70	274	4.8	27.4	2.0
植物油	15	138	0.0	15.0	0.0
プロセスチーズ	10	34	2.3	2.6	0.1
木綿豆腐	40	29	2.6	1.7	0.6
あじ	40	48	8.3	1.4	0.0
牛肉（脂身付）	40	73	8.5	3.8	0.2
たまご	40	60	4.9	4.1	0.1
キャベツ	100	23	1.3	0.2	5.2
りんご	20	11	0.0	0.0	2.9
シュガーカット	7	10	0.0	0.0	2.5
合　計		1,071	40.2	92.1	18.0

1,000 kcal/日　ケトン比 2：1　　朝食

基本の食品	数量(g)	エネルギー(kcal)	たんぱく質(g)	脂質(g)	糖質(g)
ケトンフォーミュラ	20	148	3.0	14.4	1.8
生クリーム（植物性）	20	78	1.4	7.8	0.6
プロセスチーズ	10	34	2.3	2.6	0.1
たまご	20	30	2.5	2.1	0.1
りんご	20	11	0.0	0.0	2.9
シュガーカット	2	3	0.0	0.0	0.7
合　計		304	9.2	26.9	6.2

1,000 kcal/日　ケトン比 2：1　昼食

基本の食品	数量(g)	エネルギー(kcal)	たんぱく質(g)	脂質(g)	糖質(g)
ケトンフォーミュラ	15	111	2.3	10.8	1.3
生クリーム（植物性）	10	39	0.7	3.9	0.3
植物油	10	92	0.0	10.0	0.0
木綿豆腐	40	29	2.6	1.7	0.6
あじ	40	48	8.3	1.4	0.0
キャベツ	40	9	0.5	0.1	2.1
シュガーカット	2	3	0.0	0.0	0.7
合　計		331	14.4	27.9	5.0

1,000 kcal/日　ケトン比 2：1　夕食

基本の食品	数量(g)	エネルギー(kcal)	たんぱく質(g)	脂質(g)	糖質(g)
ケトンフォーミュラ	15	111	2.3	10.8	1.3
生クリーム（植物性）	20	78	1.4	7.8	0.6
植物油	5	46	0.0	5.0	0.0
牛肉（脂身付）	40	73	8.5	3.8	0.2
たまご	20	30	2.5	2.1	0.1
キャベツ	40	9	0.5	0.1	2.1
シュガーカット	2	3	0.0	0.0	0.7
合　計		350	15.2	29.6	5.0

1,000 kcal/日　ケトン比 2：1　おやつ

基本の食品	数量(g)	エネルギー(kcal)	たんぱく質(g)	脂質(g)	糖質(g)
生クリーム（植物性）	20	78	1.4	7.8	0.6
キャベツ	20	5	0.3	0.0	1.0
シュガーカット	1	1	0.0	0.0	0.4
合　計		84	1.7	7.8	2.0

1,300 kcal/日　ケトン比 2：1　　1日分

基本の食品	数量(g)	エネルギー(kcal)	たんぱく質(g)	脂質(g)	糖質(g)
ケトンフォーミュラ	60	445	9.0	43.1	5.3
生クリーム（植物性）	70	274	4.8	27.4	2.0
植物油	20	184	0.0	20.0	0.0
プロセスチーズ	10	34	2.3	2.6	0.1
木綿豆腐	80	58	5.3	3.4	1.3
あじ	100	121	20.7	3.5	0.1
牛肉（脂身付）	60	109	12.7	5.8	0.3
たまご	60	91	7.4	6.2	0.2
キャベツ	120	28	1.6	0.2	6.2
シュガーカット	7	10	0.0	0.0	2.5
合　計		1,354	63.8	112.2	18.0

1,300 kcal/日　ケトン比 2：1　　朝食

基本の食品	数量(g)	エネルギー(kcal)	たんぱく質(g)	脂質(g)	糖質(g)
ケトンフォーミュラ	20	148	3.0	14.4	1.8
生クリーム（植物性）	10	39	0.7	3.9	0.3
植物油	5	46	0.0	5.0	0.0
プロセスチーズ	10	34	2.3	2.6	0.1
牛肉（脂身付）	40	73	8.5	3.8	0.2
たまご	20	30	2.5	2.1	0.1
キャベツ	30	7	0.4	0.1	1.6
シュガーカット	2	3	0.0	0.0	0.7
合　計		380	17.4	31.9	4.8

1,300 kcal/日　ケトン比 2：1　　昼食

基本の食品	数量(g)	エネルギー(kcal)	たんぱく質(g)	脂質(g)	糖質(g)
ケトンフォーミュラ	20	148	3.0	14.4	1.8
生クリーム（植物性）	20	78	1.4	7.8	0.6
植物油	5	46	0.0	5.0	0.0
木綿豆腐	40	29	2.6	1.7	0.6
あじ	40	48	8.3	1.4	0.0
たまご	40	60	4.9	4.1	0.1
キャベツ	30	7	0.4	0.1	1.6
シュガーカット	2	3	0.0	0.0	0.7
合　計		419	20.6	34.5	5.4

1,300 kcal/日　ケトン比 2：1　　夕食

基本の食品	数量(g)	エネルギー(kcal)	たんぱく質(g)	脂質(g)	糖質(g)
ケトンフォーミュラ	20	148	3.0	14.4	1.8
生クリーム（植物性）	20	78	1.4	7.8	0.6
植物油	10	92	0.0	10.0	0.0
木綿豆腐	40	29	2.6	1.7	0.6
あじ	60	73	12.4	2.1	0.1
牛肉（脂身付）	20	36	4.2	1.9	0.1
キャベツ	40	9	0.5	0.1	2.1
シュガーカット	2	3	0.0	0.0	0.7
合　計		468	24.1	38.0	6.0

1,300 kcal/日　ケトン比 2：1　　おやつ

基本の食品	数量(g)	エネルギー(kcal)	たんぱく質(g)	脂質(g)	糖質(g)
生クリーム（植物性）	20	78	1.4	7.8	0.6
キャベツ	20	5	0.3	0.0	1.0
シュガーカット	1	1	0.0	0.0	0.4
合　計		84	1.7	7.8	2.0

1,600 kcal/日　ケトン比 2：1　　1日分

基本の食品	数量(g)	エネルギー(kcal)	たんぱく質(g)	脂質(g)	糖質(g)
ケトンフォーミュラ	80	593	12.0	57.4	7.0
生クリーム（植物性）	80	314	5.4	31.4	2.3
植物油	20	184	0.0	20.0	0.0
プロセスチーズ	10	34	2.3	2.6	0.1
木綿豆腐	80	58	5.3	3.4	1.3
あじ	100	121	20.7	3.5	0.1
牛肉（脂身付）	80	146	17.0	7.7	0.4
たまご	80	121	9.8	8.2	0.2
キャベツ	160	37	2.1	0.3	8.3
シュガーカット	7	10	0.0	0.0	2.5
合　計		1,618	74.6	134.5	22.2

1,600 kcal/日　ケトン比 2：1　　朝食

基本の食品	数量(g)	エネルギー(kcal)	たんぱく質(g)	脂質(g)	糖質(g)
ケトンフォーミュラ	20	148	3.0	14.4	1.8
生クリーム（植物性）	10	39	0.7	3.9	0.3
植物油	5	46	0.0	5.0	0.0
プロセスチーズ	10	34	2.3	2.6	0.1
牛肉（脂身付）	20	36	4.2	1.9	0.1
たまご	40	60	4.9	4.1	0.1
キャベツ	40	9	0.5	0.1	2.1
シュガーカット	2	3	0.0	0.0	0.7
合　計		375	15.6	32.0	5.2

1,600 kcal/日　ケトン比 2：1　　昼食

基本の食品	数量(g)	エネルギー(kcal)	たんぱく質(g)	脂質(g)	糖質(g)
ケトンフォーミュラ	30	222	4.5	21.5	2.6
生クリーム（植物性）	20	78	1.4	7.8	0.6
植物油	5	46	0.0	5.0	0.0
木綿豆腐	40	29	2.6	1.7	0.6
あじ	60	73	12.4	2.1	0.1
たまご	20	30	2.5	2.1	0.1
キャベツ	40	9	0.5	0.1	2.1
シュガーカット	2	3	0.0	0.0	0.7
合　計		490	23.9	40.3	6.8

1,600 kcal/日　ケトン比 2：1　　夕食

基本の食品	数量(g)	エネルギー(kcal)	たんぱく質(g)	脂質(g)	糖質(g)
ケトンフォーミュラ	30	222	4.5	21.5	2.6
生クリーム（植物性）	20	78	1.4	7.8	0.6
植物油	10	92	0.0	10.0	0.0
木綿豆腐	40	29	2.6	1.7	0.6
あじ	40	48	8.3	1.4	0.0
牛肉（脂身付）	60	109	12.7	5.8	0.3
たまご	20	30	2.5	2.1	0.1
キャベツ	40	9	0.5	0.1	2.1
シュガーカット	2	3	0.0	0.0	0.7
合　計		620	32.5	50.4	7.0

1,600 kcal/日　ケトン比 2：1　　おやつ

基本の食品	数量(g)	エネルギー(kcal)	たんぱく質(g)	脂質(g)	糖質(g)
生クリーム（植物性）	30	118	2.0	11.8	0.9
キャベツ	40	9	0.5	0.1	2.1
シュガーカット	1	1	0.0	0.0	0.4
合　計		128	2.5	11.9	3.4

1,800 kcal/日　ケトン比 2：1　　1日分

基本の食品	数量(g)	エネルギー(kcal)	たんぱく質(g)	脂質(g)	糖質(g)
ケトンフォーミュラ	100	741	15.0	71.8	8.8
生クリーム（植物性）	90	353	6.1	35.3	2.6
植物油	20	184	0.0	20.0	0.0
プロセスチーズ	10	34	2.3	2.6	0.1
木綿豆腐	80	58	5.3	3.4	1.3
あじ	100	121	20.7	3.5	0.1
牛肉（脂身付）	80	146	17.0	7.7	0.4
たまご	80	121	9.8	8.2	0.2
キャベツ	200	46	2.6	0.4	10.4
シュガーカット	7	10	0.0	0.0	2.5
合　計		1,814	78.8	152.9	26.4

1,800 kcal/日　ケトン比 2：1　　朝食

基本の食品	数量(g)	エネルギー(kcal)	たんぱく質(g)	脂質(g)	糖質(g)
ケトンフォーミュラ	30	222	4.5	21.5	2.6
植物油	5	46	0.0	5.0	0.0
プロセスチーズ	10	34	2.3	2.6	0.1
牛肉（脂身付）	20	36	4.2	1.9	0.1
たまご	40	60	4.9	4.1	0.1
キャベツ	50	12	0.7	0.1	2.6
シュガーカット	2	3	0.0	0.0	0.7
合　計		413	16.6	35.2	6.2

1,800 kcal/日　ケトン比 2：1　昼食

基本の食品	数量(g)	エネルギー(kcal)	たんぱく質(g)	脂質(g)	糖質(g)
ケトンフォーミュラ	40	296	6.0	28.7	3.5
生クリーム（植物性）	20	78	1.4	7.8	0.6
植物油	5	46	0.0	5.0	0.0
木綿豆腐	40	29	2.6	1.7	0.6
あじ	60	73	12.4	2.1	0.1
たまご	20	30	2.5	2.1	0.1
キャベツ	50	12	0.7	0.1	2.6
シュガーカット	2	3	0.0	0.0	0.7
合　計		567	25.6	47.5	8.2

1,800 kcal/日　ケトン比 2：1　夕食

基本の食品	数量(g)	エネルギー(kcal)	たんぱく質(g)	脂質(g)	糖質(g)
ケトンフォーミュラ	30	222	4.5	21.5	2.6
生クリーム（植物性）	30	118	2.0	11.8	0.9
植物油	10	92	0.0	10.0	0.0
木綿豆腐	40	29	2.6	1.7	0.6
あじ	40	48	8.3	1.4	0.0
牛肉（脂身付）	60	109	12.7	5.8	0.3
たまご	20	30	2.5	2.1	0.1
キャベツ	50	12	0.7	0.1	2.6
シュガーカット	2	3	0.0	0.0	0.7
合　計		663	33.3	54.4	7.8

1,800 kcal/日　ケトン比 2：1　おやつ

基本の食品	数量(g)	エネルギー(kcal)	たんぱく質(g)	脂質(g)	糖質(g)
生クリーム（植物性）	40	157	2.7	15.7	1.2
キャベツ	50	12	0.7	0.1	2.6
シュガーカット	1	1	0.0	0.0	0.4
合　計		170	3.4	15.8	4.2

2,000 kcal/日　ケトン比 2：1　　1日分

基本の食品	数量(g)	エネルギー(kcal)	たんぱく質(g)	脂質(g)	糖質(g)
ケトンフォーミュラ	100	741	15.0	71.8	8.8
生クリーム（植物性）	100	392	6.8	39.2	2.9
植物油	30	276	0.0	30.0	0.0
プロセスチーズ	10	34	2.3	2.6	0.1
木綿豆腐	100	72	6.6	4.2	1.6
あじ	100	121	20.7	3.5	0.1
牛肉（脂身付）	100	182	21.2	9.6	0.5
たまご	80	121	9.8	8.2	0.2
キャベツ	240	55	3.1	0.5	12.5
シュガーカット	7	10	0.0	0.0	2.5
合　計		2,004	85.5	169.6	29.2

2,000 kcal/日　ケトン比 2：1　　朝食

基本の食品	数量(g)	エネルギー(kcal)	たんぱく質(g)	脂質(g)	糖質(g)
ケトンフォーミュラ	30	222	4.5	21.5	2.6
生クリーム（植物性）	10	39	0.7	3.9	0.3
植物油	5	46	0.0	5.0	0.0
プロセスチーズ	10	34	2.3	2.6	0.1
牛肉（脂身付）	20	36	4.2	1.9	0.1
たまご	40	60	4.9	4.1	0.1
キャベツ	60	14	0.8	0.1	3.1
シュガーカット	2	3	0.0	0.0	0.7
合　計		454	17.4	39.1	7.0

2,000 kcal/日　ケトン比 2：1　昼食

基本の食品	数量(g)	エネルギー(kcal)	たんぱく質(g)	脂質(g)	糖質(g)
ケトンフォーミュラ	40	296	6.0	28.7	3.5
生クリーム（植物性）	20	78	1.4	7.8	0.6
植物油	10	92	0.0	10.0	0.0
木綿豆腐	40	29	2.6	1.7	0.6
あじ	60	73	12.4	2.1	0.1
たまご	20	30	2.5	2.1	0.1
キャベツ	60	14	0.8	0.1	3.1
シュガーカット	2	3	0.0	0.0	0.7
合　計		615	25.7	52.5	8.7

2,000 kcal/日　ケトン比 2：1　夕食

基本の食品	数量(g)	エネルギー(kcal)	たんぱく質(g)	脂質(g)	糖質(g)
ケトンフォーミュラ	30	222	4.5	21.5	2.6
生クリーム（植物性）	20	78	1.4	7.8	0.6
植物油	15	138	0.0	15.0	0.0
木綿豆腐	60	43	4.0	2.5	1.0
あじ	40	48	8.3	1.4	0.0
牛肉（脂身付）	80	146	17.0	7.7	0.4
たまご	20	30	2.5	2.1	0.1
キャベツ	50	12	0.7	0.1	2.6
シュガーカット	2	3	0.0	0.0	0.7
合　計		720	38.4	58.1	8.0

2,000 kcal/日　ケトン比 2：1　おやつ

基本の食品	数量(g)	エネルギー(kcal)	たんぱく質(g)	脂質(g)	糖質(g)
生クリーム（植物性）	50	196	3.4	19.6	1.5
キャベツ	70	16	0.9	0.1	3.6
シュガーカット	1	1	0.0	0.0	0.4
合　計		213	4.3	19.7	5.5

800 kcal/日　ケトン比 2.5：1　　1日分

基本の食品	数量(g)	エネルギー(kcal)	たんぱく質(g)	脂質(g)	糖質(g)
ケトンフォーミュラ	60	445	9.0	43.1	5.3
生クリーム（植物性）	30	118	2.0	11.8	0.9
植物油	15	138	0.0	15.0	0.0
木綿豆腐	40	29	2.6	1.7	0.6
あじ	20	24	4.1	0.7	0.0
牛肉（脂身付）	20	36	4.2	1.9	0.1
たまご	40	60	4.9	4.1	0.1
キャベツ	40	9	0.5	0.1	2.1
シュガーカット	4	6	0.0	0.0	1.4
合　計		865	27.3	78.4	10.5

800 kcal/日　ケトン比 2.5：1　　朝食

基本の食品	数量(g)	エネルギー(kcal)	たんぱく質(g)	脂質(g)	糖質(g)
ケトンフォーミュラ	10	74	1.5	7.2	0.9
植物油	5	46	0.0	5.0	0.0
たまご	20	30	2.5	2.1	0.1
キャベツ	10	2	0.1	0.0	0.5
シュガーカット	1	1	0.0	0.0	0.4
合　計		153	4.1	14.3	1.9

800 kcal/日　ケトン比 2.5：1　昼食

基本の食品	数量(g)	エネルギー(kcal)	たんぱく質(g)	脂質(g)	糖質(g)
ケトンフォーミュラ	25	185	3.8	18.0	2.2
生クリーム（植物性）	10	39	0.7	3.9	0.3
植物油	5	46	0.0	5.0	0.0
木綿豆腐	40	29	2.6	1.7	0.6
あじ	20	24	4.1	0.7	0.0
キャベツ	10	2	0.1	0.0	0.5
シュガーカット	1	1	0.0	0.0	0.4
合　計		326	11.3	29.3	4.0

800 kcal/日　ケトン比 2.5：1　夕食

基本の食品	数量(g)	エネルギー(kcal)	たんぱく質(g)	脂質(g)	糖質(g)
ケトンフォーミュラ	25	185	3.8	18.0	2.2
植物油	5	46	0.0	5.0	0.0
牛肉（脂身付）	20	36	4.2	1.9	0.1
たまご	20	30	2.5	2.1	0.1
キャベツ	10	2	0.1	0.0	0.5
シュガーカット	1	1	0.0	0.0	0.4
合　計		300	10.6	27.0	3.3

800 kcal/日　ケトン比 2.5：1　おやつ

基本の食品	数量(g)	エネルギー(kcal)	たんぱく質(g)	脂質(g)	糖質(g)
生クリーム（植物性）	20	78	1.4	7.8	0.6
キャベツ	10	2	0.1	0.0	0.5
シュガーカット	1	1	0.0	0.0	0.4
合　計		81	1.5	7.8	1.5

1,000 kcal/日　ケトン比 2.5：1　　1日分

基本の食品	数量(g)	エネルギー(kcal)	たんぱく質(g)	脂質(g)	糖質(g)
ケトンフォーミュラ	50	371	7.5	35.9	4.4
生クリーム（植物性）	90	353	6.1	35.3	2.6
植物油	15	138	0.0	15.0	0.0
プロセスチーズ	10	34	2.3	2.6	0.1
木綿豆腐	40	29	2.6	1.7	0.6
あじ	20	24	4.1	0.7	0.0
牛肉（脂身付）	20	36	4.2	1.9	0.1
たまご	40	60	4.9	4.1	0.1
キャベツ	60	14	0.8	0.1	3.1
シュガーカット	7	10	0.0	0.0	2.5
合　計		1,069	32.5	97.3	13.5

1,000 kcal/日　ケトン比 2.5：1　　朝食

基本の食品	数量(g)	エネルギー(kcal)	たんぱく質(g)	脂質(g)	糖質(g)
ケトンフォーミュラ	20	148	3.0	14.4	1.8
生クリーム（植物性）	20	78	1.4	7.8	0.6
たまご	20	30	2.5	2.1	0.1
キャベツ	10	2	0.1	0.0	0.5
シュガーカット	2	3	0.0	0.0	0.7
合　計		261	7.0	24.3	3.7

1,000 kcal/日　ケトン比 2.5：1　　昼食

基本の食品	数量(g)	エネルギー(kcal)	たんぱく質(g)	脂質(g)	糖質(g)
ケトンフォーミュラ	15	111	2.3	10.8	1.3
生クリーム（植物性）	20	78	1.4	7.8	0.6
植物油	10	92	0.0	10.0	0.0
プロセスチーズ	10	34	2.3	2.6	0.1
木綿豆腐	40	29	2.6	1.7	0.6
あじ	20	24	4.1	0.7	0.0
キャベツ	20	5	0.3	0.0	1.0
シュガーカット	2	3	0.0	0.0	0.7
合　計		376	13.0	33.6	4.3

1,000 kcal/日　ケトン比 2.5：1　　夕食

基本の食品	数量(g)	エネルギー(kcal)	たんぱく質(g)	脂質(g)	糖質(g)
ケトンフォーミュラ	15	111	2.3	10.8	1.3
生クリーム（植物性）	30	118	2.0	11.8	0.9
植物油	5	46	0.0	5.0	0.0
牛肉（脂身付）	20	36	4.2	1.9	0.1
たまご	20	30	2.5	2.1	0.1
キャベツ	20	5	0.3	0.0	1.0
シュガーカット	2	3	0.0	0.0	0.7
合　計		349	11.3	31.6	4.1

1,000 kcal/日　ケトン比 2.5：1　　おやつ

基本の食品	数量(g)	エネルギー(kcal)	たんぱく質(g)	脂質(g)	糖質(g)
生クリーム（植物性）	20	78	1.4	7.8	0.6
キャベツ	10	2	0.1	0.0	0.5
シュガーカット	1	1	0.0	0.0	0.4
合　計		81	1.5	7.8	1.5

1,300 kcal/日　ケトン比 2.5：1　　1日分

基本の食品	数量(g)	エネルギー(kcal)	たんぱく質(g)	脂質(g)	糖質(g)
ケトンフォーミュラ	80	593	12.0	57.4	7.0
生クリーム（植物性）	90	353	6.1	35.3	2.6
植物油	20	184	0.0	20.0	0.0
木綿豆腐	40	29	2.6	1.7	0.6
あじ	40	48	8.3	1.4	0.0
牛肉（脂身付）	40	73	8.5	3.8	0.2
たまご	40	60	4.9	4.1	0.1
キャベツ	60	14	0.8	0.1	3.1
シュガーカット	7	10	0.0	0.0	2.5
合　計		1,364	43.2	123.8	16.1

1,300 kcal/日　ケトン比 2.5：1　　朝食

基本の食品	数量(g)	エネルギー(kcal)	たんぱく質(g)	脂質(g)	糖質(g)
ケトンフォーミュラ	20	148	3.0	14.4	1.8
生クリーム（植物性）	20	78	1.4	7.8	0.6
植物油	5	46	0.0	5.0	0.0
牛肉（脂身付）	20	36	4.2	1.9	0.1
たまご	20	30	2.5	2.1	0.1
キャベツ	10	2	0.1	0.0	0.5
シュガーカット	2	3	0.0	0.0	0.7
合　計		343	11.2	31.2	3.8

1,300 kcal/日　ケトン比 2.5：1　　昼食

基本の食品	数量(g)	エネルギー(kcal)	たんぱく質(g)	脂質(g)	糖質(g)
ケトンフォーミュラ	30	222	4.5	21.5	2.6
生クリーム（植物性）	30	118	2.0	11.8	0.9
植物油	5	46	0.0	5.0	0.0
木綿豆腐	20	14	1.3	0.8	0.3
あじ	20	24	4.1	0.7	0.0
たまご	20	30	2.5	2.1	0.1
キャベツ	20	5	0.3	0.0	1.0
シュガーカット	2	3	0.0	0.0	0.7
合　計		462	14.7	41.9	5.6

1,300 kcal/日　ケトン比 2.5：1　　夕食

基本の食品	数量(g)	エネルギー(kcal)	たんぱく質(g)	脂質(g)	糖質(g)
ケトンフォーミュラ	30	222	4.5	21.5	2.6
生クリーム（植物性）	20	78	1.4	7.8	0.6
植物油	10	92	0.0	10.0	0.0
木綿豆腐	20	14	1.3	0.8	0.3
あじ	20	24	4.1	0.7	0.0
牛肉（脂身付）	20	36	4.2	1.9	0.1
キャベツ	20	5	0.3	0.0	1.0
シュガーカット	2	3	0.0	0.0	0.7
合　計		474	15.8	42.7	5.3

1,300 kcal/日　ケトン比 2.5：1　　おやつ

基本の食品	数量(g)	エネルギー(kcal)	たんぱく質(g)	脂質(g)	糖質(g)
生クリーム（植物性）	20	78	1.4	7.8	0.6
キャベツ	10	2	0.1	0.0	0.5
シュガーカット	1	1	0.0	0.0	0.4
合　計		81	1.5	7.8	1.5

1,600 kcal/日　ケトン比 2.5：1　　1日分

基本の食品	数量(g)	エネルギー(kcal)	たんぱく質(g)	脂質(g)	糖質(g)
ケトンフォーミュラ	80	593	12.0	57.4	7.0
生クリーム（植物性）	90	353	6.1	35.3	2.6
植物油	40	368	0.0	40.0	0.0
木綿豆腐	50	36	3.3	2.1	0.8
あじ	60	73	12.4	2.1	0.1
牛肉（脂身付）	60	109	12.7	5.8	0.3
たまご	60	91	7.4	6.2	0.2
キャベツ	100	23	1.3	0.2	5.2
シュガーカット	7	10	0.0	0.0	2.5
合　　計		1,656	55.2	149.1	18.7

1,600 kcal/日　ケトン比 2.5：1　　朝食

基本の食品	数量(g)	エネルギー(kcal)	たんぱく質(g)	脂質(g)	糖質(g)
ケトンフォーミュラ	20	148	3.0	14.4	1.8
植物油	15	138	0.0	15.0	0.0
牛肉（脂身付）	30	55	6.4	2.9	0.2
たまご	20	30	2.5	2.1	0.1
キャベツ	20	5	0.3	0.0	1.0
シュガーカット	2	3	0.0	0.0	0.7
合　　計		379	12.2	34.4	3.8

1,600 kcal/日　ケトン比 2.5：1　　昼食

基本の食品	数量(g)	エネルギー(kcal)	たんぱく質(g)	脂質(g)	糖質(g)
ケトンフォーミュラ	20	148	3.0	14.4	1.8
生クリーム（植物性）	30	118	2.0	11.8	0.9
植物油	10	92	0.0	10.0	0.0
牛肉（脂身付）	30	55	6.4	2.9	0.2
たまご	40	60	4.9	4.1	0.1
キャベツ	30	7	0.4	0.1	1.6
シュガーカット	2	3	0.0	0.0	0.7
合　計		483	16.7	43.3	5.3

1,600 kcal/日　ケトン比 2.5：1　　夕食

基本の食品	数量(g)	エネルギー(kcal)	たんぱく質(g)	脂質(g)	糖質(g)
ケトンフォーミュラ	25	185	3.8	18.0	2.2
生クリーム（植物性）	40	157	2.7	15.7	1.2
植物油	15	138	0.0	15.0	0.0
木綿豆腐	50	36	3.3	2.1	0.8
あじ	60	73	12.4	2.1	0.1
キャベツ	25	6	0.3	0.1	1.3
シュガーカット	2	3	0.0	0.0	0.7
合　計		598	22.5	53.0	6.3

1,600 kcal/日　ケトン比 2.5：1　　おやつ

基本の食品	数量(g)	エネルギー(kcal)	たんぱく質(g)	脂質(g)	糖質(g)
ケトンフォーミュラ	15	111	2.3	10.8	1.3
生クリーム（植物性）	20	78	1.4	7.8	0.6
キャベツ	20	5	0.3	0.0	1.0
シュガーカット	1	1	0.0	0.0	0.4
合　計		195	4.0	18.6	3.3

1,800 kcal/日　ケトン比 2.5：1　　1日分

基本の食品	数量(g)	エネルギー(kcal)	たんぱく質(g)	脂質(g)	糖質(g)
ケトンフォーミュラ	100	741	15.0	71.8	8.8
生クリーム（植物性）	100	392	6.8	39.2	2.9
植物油	40	368	0.0	40.0	0.0
木綿豆腐	60	43	4.0	2.5	1.0
あじ	60	73	12.4	2.1	0.1
牛肉（脂身付）	60	109	12.7	5.8	0.3
たまご	60	91	7.4	6.2	0.2
キャベツ	100	23	1.3	0.2	5.2
シュガーカット	7	10	0.0	0.0	2.5
合　計		1,850	59.6	167.8	21.0

1,800 kcal/日　ケトン比 2.5：1　　朝食

基本の食品	数量(g)	エネルギー(kcal)	たんぱく質(g)	脂質(g)	糖質(g)
ケトンフォーミュラ	30	222	4.5	21.5	2.6
植物油	10	92	0.0	10.0	0.0
牛肉（脂身付）	30	55	6.4	2.9	0.2
たまご	20	30	2.5	2.1	0.1
キャベツ	20	5	0.3	0.0	1.0
シュガーカット	2	3	0.0	0.0	0.7
合　計		407	13.7	36.5	4.6

1,800 kcal/日　ケトン比 2.5：1　昼食

基本の食品	数量(g)	エネルギー(kcal)	たんぱく質(g)	脂質(g)	糖質(g)
ケトンフォーミュラ	30	222	4.5	21.5	2.6
生クリーム（植物性）	30	118	2.0	11.8	0.9
植物油	10	92	0.0	10.0	0.0
牛肉（脂身付）	30	55	6.4	2.9	0.2
たまご	40	60	4.9	4.1	0.1
キャベツ	30	7	0.4	0.1	1.6
シュガーカット	2	3	0.0	0.0	0.7
合　計		557	18.2	50.4	6.1

1,800 kcal/日　ケトン比 2.5：1　夕食

基本の食品	数量(g)	エネルギー(kcal)	たんぱく質(g)	脂質(g)	糖質(g)
ケトンフォーミュラ	30	222	4.5	21.5	2.6
生クリーム（植物性）	40	157	2.7	15.7	1.2
植物油	20	184	0.0	20.0	0.0
木綿豆腐	60	43	4.0	2.5	1.0
あじ	60	73	12.4	2.1	0.1
キャベツ	30	7	0.4	0.1	1.6
シュガーカット	2	3	0.0	0.0	0.7
合　計		689	24.0	61.9	7.2

1,800 kcal/日　ケトン比 2.5：1　おやつ

基本の食品	数量(g)	エネルギー(kcal)	たんぱく質(g)	脂質(g)	糖質(g)
ケトンフォーミュラ	10	74	1.5	7.2	0.9
生クリーム（植物性）	30	118	2.0	11.8	0.9
キャベツ	20	5	0.3	0.0	1.0
シュガーカット	1	1	0.0	0.0	0.4
合　計		198	3.8	19.0	3.2

2,000 kcal/日　ケトン比 2.5：1　　1日分

基本の食品	数量(g)	エネルギー(kcal)	たんぱく質(g)	脂質(g)	糖質(g)
ケトンフォーミュラ	100	741	15.0	71.8	8.8
生クリーム（植物性）	110	431	7.5	43.1	3.2
植物油	50	461	0.0	50.0	0.0
木綿豆腐	80	58	5.3	3.4	1.3
あじ	80	97	16.6	2.8	0.1
牛肉（脂身付）	80	146	17.0	7.7	0.4
たまご	80	121	9.8	8.2	0.2
キャベツ	100	23	1.3	0.2	5.2
シュガーカット	7	10	0.0	0.0	2.5
合　計		2,088	72.5	187.2	21.7

2,000 kcal/日　ケトン比 2.5：1　　朝食

基本の食品	数量(g)	エネルギー(kcal)	たんぱく質(g)	脂質(g)	糖質(g)
ケトンフォーミュラ	30	222	4.5	21.5	2.6
生クリーム（植物性）	30	118	2.0	11.8	0.9
植物油	5	46	0.0	5.0	0.0
牛肉（脂身付）	30	55	6.4	2.9	0.2
たまご	30	45	3.7	3.1	0.1
キャベツ	20	5	0.3	0.0	1.0
シュガーカット	2	3	0.0	0.0	0.7
合　計		494	16.9	44.3	5.5

2,000 kcal/日　ケトン比 2.5：1　昼食

基本の食品	数量(g)	エネルギー(kcal)	たんぱく質(g)	脂質(g)	糖質(g)
ケトンフォーミュラ	30	222	4.5	21.5	2.6
生クリーム（植物性）	30	118	2.0	11.8	0.9
植物油	15	138	0.0	15.0	0.0
牛肉（脂身付）	50	91	10.6	4.8	0.3
たまご	50	76	6.2	5.2	0.2
キャベツ	30	7	0.4	0.1	1.6
シュガーカット	2	3	0.0	0.0	0.7
合計		655	23.7	58.4	6.3

2,000 kcal/日　ケトン比 2.5：1　夕食

基本の食品	数量(g)	エネルギー(kcal)	たんぱく質(g)	脂質(g)	糖質(g)
ケトンフォーミュラ	30	222	4.5	21.5	2.6
生クリーム（植物性）	20	78	1.4	7.8	0.6
植物油	30	276	0.0	30.0	0.0
木綿豆腐	80	58	5.3	3.4	1.3
あじ	80	97	16.6	2.8	0.1
キャベツ	30	7	0.4	0.1	1.6
シュガーカット	2	3	0.0	0.0	0.7
合計		741	28.2	65.6	6.9

2,000 kcal/日　ケトン比 2.5：1　おやつ

基本の食品	数量(g)	エネルギー(kcal)	たんぱく質(g)	脂質(g)	糖質(g)
ケトンフォーミュラ	10	74	1.5	7.2	0.9
生クリーム（植物性）	30	118	2.0	11.8	0.9
キャベツ	20	5	0.3	0.0	1.0
シュガーカット	1	1	0.0	0.0	0.4
合計		198	3.8	19.0	3.2

資料2 ケトン食食品交換表〜五訂増補日本食品標準成分表による〜

◆主成分が脂質の食品を交換◆

基本の食品	交換する食品	数量(g)
ケトンフォーミュラ　5g	生クリーム（植物性）	8
	植物油	3.5
	マヨネーズ	5

基本の食品	交換する食品	数量(g)
生クリーム（植物性）　5g	植物油	2
	マヨネーズ	3
	マーガリン	3
	フレンチドレッシング	5

基本の食品	交換する食品	数量(g)
植物油　5g	生クリーム（植物性）	12
	マヨネーズ	7
	マーガリン	7

◆主成分がたんぱく質の食品を交換◆

※食品によっては油を追加したり減らしたりします

基本の食品	交換する食品	数量(g)	油の量(g)	K/AK
プロセスチーズ　5g	木綿豆腐	15	+1	2.02
	あじ	5	+1	2.20
	牛肉（脂身付）	5	+1	2.36
	たまご	15		1.82

基本の食品	交換する食品	数量(g)	油の量(g)	K/AK
木綿豆腐　20g	絹ごし豆腐	25		1.00
	焼き豆腐	15		1.38
	生揚げ	15	−1	1.24
	納豆	8	+1	1.15
	おから	6	+1	1.10
	大豆（ゆで）	6	+1	1.36
	湯葉（生）	6		1.27
	油揚げ	5	−1	1.51
	きな粉	3	+1	1.19
	高野豆腐	3		1.36
	あじ	15		1.02
	牛肉（脂身付）	10		1.32
	たまご	15	−1	1.17

資料

基本の食品	交換する食品	数量(g)	油の量(g)	K/AK
あじ　20g	あさり	60	+1	1.14
	たちうお	30	−6	0.88
	かに（缶）	30	+1	1.10
	めざし	25	−4	0.97
	うなぎ	25	−4	1.01
	たい	25	−2	0.97
	ほたて	25	+1	1.06
	いか	25	+1	1.14
	さんま	20	−4	1.12
	ぶり	20	−3	0.92
	さば	20	−2	0.93
	いわし	20	−2	1.02
	ししゃも	20	−1	0.99
	かずのこ	20	−1	0.88
	しらす干し	20		0.88
	さけ	20		1.07
	かれい	20		0.90
	かつお	20	+1	1.08
	たら	20	+1	1.17
	えび	20	+1	1.19
	ツナ（缶）	20	−4	0.91
	まぐろ（脂身）	20	−5	1.03
	さわら	20	−1	1.10
	いくら	15	−2	0.88
	たらこ	15		1.01
	かまぼこ	10	+1	0.99
	煮干し	6		0.94
	牛肉（脂身付）	20	−1	1.04
	たまご	30	−2	1.14

食品交換表

基本の食品	交換する食品	数量(g)	油の量(g)	K/AK
牛肉（脂身付） 20g	ベーコン	30	−10	1.31
	ソフトサラミ	25	−5	1.23
	フランクフルト	25	−3	1.15
	牛ミンチ	25	−2	1.25
	豚ミンチ	25	−2	1.30
	生ハム	20	−1	1.37
	ローストビーフ	20		1.38
	鶏ミンチ	20		1.33
	牛肉（脂身なし）	20		1.21
	豚肉（脂身付）	20		1.43
	鶏肉（脂身付）	20	−1	1.52
	豚肉（脂身なし）	20		1.29
	鶏肉（脂身なし）	20	+1	1.41
	牛ヒレ肉	20	+1	1.38
	鶏レバー	20	+1	1.29
	牛レバー	20	+2	1.31
	豚レバー	20	+2	1.37
	豚ヒレ肉	20	+2	1.46
	鶏ささみ	20	+2	1.42
	ロースハム	20	−1	1.31
	ウインナー	20	−3	1.52
	焼き豚	15	+1	1.23
	木綿豆腐	50	+1	1.42
	あじ	20	+1	1.34
	たまご	30	−1	1.46

基本の食品	交換する食品	数量(g)	油の量(g)	K/AK
たまご 20g	たまご豆腐	30	+1	1.60
	うずら卵	20		1.93
	卵黄	15	−3	1.79
	卵白	25	+2	1.75
	木綿豆腐	30	+1	1.58
	あじ	15	+2	1.79
	牛肉（脂身付）	15	+1	1.65

◆主成分が糖質の食品を交換◆

基本の食品	交換する食品	数量（g）	AK
キャベツ　20g	チンゲンサイ	50	1.2
	レタス	35	1.1
	小松菜	35	1.1
	きゅうり	35	1.3
	白菜	30	1.1
	もやし	30	1.2
	ほうれん草	25	1.2
	かぶ	20	1.1
	春菊	20	1.1
	さやいんげん	20	1.2
	大根	20	0.9
	にら	20	1.0
	トマト	20	1.0
	なす	20	1.1
	アスパラガス	20	1.1
	たけのこ（缶）	20	1.1
	ピーマン	20	1.1
	みつば	20	1.0
	水菜	20	1.2
	カリフラワー	15	1.1
	ししとうがらし	15	1.1
	パプリカ	15	1.2
	しょうが	15	1.1
	オクラ	15	1.2
	ブロッコリー	15	1.2
	白ねぎ	15	1.2
	玉ねぎ	10	1.0
	にんじん	10	1.0
	きぬさや	10	1.0
	しその葉	10	1.0
	れんこん	6	1.0

基本の食品	交換する食品	数量（g）	AK
キャベツ　20g	ごぼう	6	1.0
	グリーンピース（缶）	5	1.1
	ホールコーン（缶）	5	1.0
	かぼちゃ	5	1.1
	なめこ	20	1.2
	マッシュルーム（缶）	20	1.1
	しめじ	20	1.1
	まいたけ	20	0.9
	生しいたけ	15	1.0
	えのき	10	1.0
	まつたけ	10	0.9
	エリンギ	10	0.9
	干しいたけ	1.5	1.2
	ところてん	150	1.1
	こんにゃく	45	1.0
	糸こんにゃく	35	1.2
	もずく	70	1.1
	乾燥わかめ	2	1.0
	味付けのり	1.5	1.0
	焼きのり	1.5	1.1
	いちご	10	1.0
	りんご	6	0.9
	みそ	4	1.2
	ごはん	3	1.2
	シュガーカット	3	1.1

基本の食品	交換する食品	数量（g）	AK
みそ　5g	めんつゆ（ストレート）	15	1.5
	トウバンジャン	15	1.4
	トマトピュレ	13	1.4
	焼肉のたれ	6	1.4
	オイスターソース	6	1.4
	ウスターソース	5	1.4
	ケチャップ	5	1.5

基本の食品	交換する食品	数量(g)	AK
みそ 5g	とんかつソース	5	1.5
	本みりん	3	1.3
	カレールウ	3	1.5
	カレー粉	2	1.5
	インスタントコーヒー	2	1.4
	ピュアココア	2	1.1
	ミルクココア	1.5	1.3
	シュガーカット	4	1.4

基本の食品	交換する食品	数量(g)	AK
ごはん 20g	里いも	50	7.1
	長いも	50	7.7
	おかゆ	45	7.4
	じゃがいも	40	7.3
	うどん（ゆで）	30	7.0
	そうめん（ゆで）	25	7.0
	日本そば（ゆで）	25	7.2
	マカロニ（ゆで）	25	7.8
	中華そば（ゆで）	25	8.0
	さつまいも	20	6.4
	クロワッサン	15	7.7
	食パン	15	7.9
	もち	15	7.9
	ロールパン	13	7.2
	ふ（乾）	10	7.4
	片栗粉	8	6.5
	小麦粉	8	6.5
	春雨（乾）	8	6.8
	牛乳	100	7.1
	プレーンヨーグルト	100	7.3
	練乳	13	8.0
	スキムミルク	10	7.3
	キャベツ	130	7.8
	りんご	50	7.4

基本の食品	交換する食品	数量(g)	AK
りんご　20g	すいか	30	3.1
	いちご	30	2.8
	すもも	30	2.9
	ぽんかん	30	3.2
	ぶんたん	30	3.0
	グレープフルーツ	30	3.1
	レモン果汁	30	2.7
	オレンジ	30	3.1
	アボカド	30	2.9
	もも	25	2.7
	いよかん	25	3.1
	みかん	25	3.1
	なし	25	2.9
	はっさく	25	3.0
	マスクメロン	25	2.8
	びわ	25	2.8
	さくらんぼ	20	3.1
	かき	20	3.3
	いちじく	20	3.0
	キウイ	20	2.8
	ぶどう	20	3.2
	パイナップル	20	2.8
	みかん（缶）	20	3.2
	チェリー（缶）	15	2.7
	パイン（缶）	15	3.1
	もも（缶）	15	3.2
	アメリカンチェリー	15	2.7
	バナナ	12	2.8
	じゃがいも	15	2.7
	キャベツ	50	3.0
	シュガーカット	8	2.8

基本の食品	交換する食品	数量（g）	AK
シュガーカット　2g	マービー	2	0.7
	ピュアココア	1.5	0.8
	インスタントコーヒー	1.5	0.9
	メープルシロップ	1	0.7
	ミルクココア	1	0.9
	キャベツ	15	0.9
	りんご	5	0.7
	みそ	3	1.0

（岡崎由有香）

〈参考文献〉
●治療食指針，兵庫県立こども病院発行（1988）

URL http://www.daiichi-shuppan.co.jp
上記の弊社ホームページにアクセスしてください。

＊訂正・正誤等の追加情報をご覧いただけます。

＊書籍の内容，お気づきの点，出版案内等に関するお問い合わせは，「ご意見・お問い合わせ」専用フォームよりご送信ください。

＊書籍のご注文も承ります。

ケトン食の本 —奇跡の食事療法—

| 平成22(2010)年1月15日 | 初版 第1刷 発行 |
| 平成28(2016)年8月10日 | 初版 第2刷 発行 |

執筆者代表	丸山　博
発行者	加藤　友昭
発行所	第一出版株式会社
本社	〒102-0073 東京都千代田区九段北3-2-5 九段北325ビル8階 電話 (03) 5226-0999 (代)
編集部	電話 (03) 5226-0901　FAX (03) 5226-0906
文京営業所	〒112-0005 東京都文京区水道1-8-8
営業部	電話 (03) 5802-7822　FAX (03) 5802-7823
印刷・製本	大日本法令印刷

※ 著者の了解により検印は省略
定価は表紙に表示してあります．乱丁・落丁本は，お取替えいたします．

© Hiroshi Maruyama, 2010

JCOPY ＜(一社) 出版者著作権管理機構 委託出版物＞
本書の無断複写は著作権法上での例外を除き禁じられています．複写される場合は，そのつど事前に，(一社) 出版者著作権管理機構 (電話 03-3513-6969, FAX 03-3513-6979, e-mail: info@jcopy.or.jp) の許諾を得てください．

ISBN978-4-8041-1212-1　C3047